国家出版基金项目
NATIONAL PUBLICATION FOUNDATION

「十三五」国家重点图书出版规划项目

中医古籍名家点评丛书

总主编◎吴少祯

喉科指掌

清·张宗良◎纂辑

田　理　贾德蓉◎点评

喉科秘诀

破头黄真人◎撰

贾德蓉　田　理◎点评

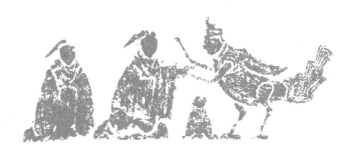

中国健康传媒集团
中国医药科技出版社

图书在版编目（CIP）数据

喉科指掌／（清）张宗良纂辑；田理，贾德蓉点评. 喉科秘诀／（不详）破头黄真人撰；贾德蓉，田理点评. —北京：中国医药科技出版社，2020.6（2024.7重印）
（中医古籍名家点评丛书）
ISBN 978 – 7 – 5214 – 1701 – 2

Ⅰ. ①喉… ②喉… Ⅱ. ①张… ②破… ③田… ④贾… Ⅲ. ①中医五官科学 –
耳鼻咽喉科学 – 中国 – 清代 Ⅳ. ①R276.1

中国版本图书馆 CIP 数据核字（2020）第 059869 号

美术编辑 陈君杞
版式设计 南博文化

出版 **中国健康传媒集团** ｜ 中国医药科技出版社
地址 北京市海淀区文慧园北路甲 22 号
邮编 100082
电话 发行：010 – 62227427 邮购：010 – 62236938
网址 www.cmstp.com
规格 710 × 1000mm $\frac{1}{16}$
印张 9 ¼
字数 99 千字
版次 2020 年 6 月第 1 版
印次 2024 年 7 月第 2 次印刷
印刷 大厂回族自治县彩虹印刷有限公司
经销 全国各地新华书店
书号 ISBN 978 – 7 – 5214 – 1701 – 2
定价 **30.00 元**

获取新书信息、投稿、为图书纠错，请扫码联系我们。

⊛ | 出版者的话

中医药是中国优秀传统文化的重要组成部分之一。中医药古籍中蕴藏着历代名家的思维智慧与实践经验。温故而知新，熟读精研中医古籍是当代中医继承、创新的基石。新中国成立以来，中医界对古籍整理工作十分重视，因此在经典、重点中医古籍的校勘注释，常用、实用中医古籍的遴选、整理等方面，成果斐然。这些工作在帮助读者精选版本、校准文字、读懂原文方面发挥了良好的作用。

习总书记指示，要"切实把中医药这一祖先留给我们的宝贵财富继承好、发展好、利用好"，从而对弘扬中医药学、更进一步继承利用好中医药古籍提出了更高的要求。为此我们策划组织了《中医古籍名家点评丛书》，试图在前人整理工作的基础上，通过名家点评的方式，更进一步凸显中医古代要籍的学术精华，为现代中医药的发展提供借鉴。

本丛书遴选历代名医名著百余种，分批出版。所收医药书多为传世、实用，且在校勘整理方面已比较成熟的中医古籍。其中包括常用经典著作、历代各科名著，以及古今临证、案头常备的中医读物。本丛书致力于将现有相关的最新研究成果集于一体，使之具备版本精良、校勘细致、内容实用、点评精深的特点。

参与点评的学者，多为对所点评古籍研究有素的专家。他们学验俱丰，或精于临床，或文献功底深厚，均熟谙该古籍所涉学术领域的整体状况，又对其书内容精要揣摩日久，多有心得。本丛书的"点评"，并非单一的内容提要、词语注释、串讲阐发，而是抓住书中的主旨精论、蕴含深义、疑惑谬误之处，予以点拨评议，或考证比勘，溯源寻流。由于点评学者各有专擅，因此点评的形式风格也或有不同。但其共同之点是有益于读者掌握、鉴识所论医籍或名家的学术精华，领会临床运用关键点，解疑破惑，举一反三，启迪后人，不断创新。

我们对中医药古籍点评工作还在不断探索之中，本丛书可能会有诸多不足之处，亟盼中医各科专家及广大读者给予批评指正。

中国医药科技出版社

2017年8月

余序

作为毕生研读整理、编纂古今中医临床文献的一员，前不久，我有幸看到张同君编审和全国诸多相关教授专家们合作编撰《中医古籍名家点评丛书》的部分样稿。感到他们在总体设计、精选医籍、订正校注，特别是名家点评等方面卓有建树，并能将这些名著和近现代相关研究成果予以提示说明，使古籍的整理探索深研，呈现了崭新的面貌。我认为这部丛书不但能让读者系统、全面地传承优秀文化，而且有利于加强对丛书所选名著学验主旨的认识。

在我国优秀、靓丽的文化中，岐黄医学的软实力十分强劲。特别是名著中的学术经验，是体现"医道"最关键的文字表述。

《礼记·中庸》说："道也者，不可须臾离也。"清代徽州名儒程瑶田说："文存则道存，道存则教存。"这部丛书在很大程度上，使医道和医教获得较为集中的"文存"。丛书的多位编集者在精选名著的基础上，着重"点评"，让读者认识到中医药学是我国优秀传统文化中的瑰宝，有利于读者在系统、全面的传承中，予以创新、发展。

清代名医程芝田在《医约》中曾说："百艺之中，惟医最难。"特别是在一万多种古籍中选取精品，有一定难度。但清代造诣精深的名医尤在泾在《医学读书记》中告诫读者说："盖未有不师古而有济于今者，亦未有言之无文而能行之远者。"这套丛书的"师古济今"十分昭著。中国医药科技出版社重视此编的刊行，使读者如获宝璐，今将上述感言以为序。

中国中医科学院

余瀛鳌

2017年8月

总 目 录

喉科指掌

清·张宗良　纂辑

田　理　贾德蓉　点评

目录 | Contents

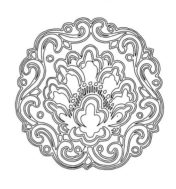

全书点评 | ◉

　　《喉科指掌》是现存喉科（包括舌）第一专著，由清朝江苏吴县名医张宗良编撰，刊于乾隆二十二年（1757）。书中首次对咽喉（包括口齿）疾病进行分门别类论述，在分类方法上科学合理，与现代医学咽喉科学之分类十分契合；在病症种类上较《口齿类要》大幅增多，记载咽喉口齿病73种，其中，咽喉病50种，口齿舌病23种，而且在书写体例上有所突破。该书创立的框架、结构、文法、论调、插图等堪称喉科专业著作书写范本，无愧于"指掌"之名。该书的问世对中医咽喉科学的发展具有深远影响和重要指导意义，对当代临床仍有参考价值。

一、成书背景及主要内容

　　张宗良所处的时期，医家们对咽喉疾病的解剖生理、病因病机、内外治法等有了进一步深入的认识，尤其是白喉、烂喉痧等瘟疫病的出现，对咽喉疾病的研究和防治有所促进。但喉科专著甚少，仅有宋代的《咽喉脉证通论》（佚名）、明代的《喉科秘本》（郁凝祉）、《口齿类要》（薛己）、《喉证汇参》（张介宾）、清代的《尤氏喉科秘本》（尤乘)及一些佚名的手抄本，如《喉科十八证》《喉科全书》《尤氏喉科大法》等。其中，薛己的《口齿类要》被普遍认同，广为流传。而以上专科书籍中，病种齐全、分类合理者，尚付阙如。同时，不少咽喉科疾病的记载仍散见于内科杂病、外科、伤科医籍中。

全书共 6 卷。卷一为咽喉大纲、论喉舌分经说、咽喉看治法总要、绝症、左右手脉、针穴图。卷二为应用诸方及制药法。卷三至卷六分为咽喉(11 症)、乳蛾(7 症)、喉痹(7 症)、喉风(12 症)、喉痈(11 症)、大舌(13 症)、小舌(5 症)及杂喉(7 症)等共 73 症的证治图说，主要按病变部位，结合病症特点以及病因病机分类和命名，其中少数病症或有相近或重复。

二、主要学术思想及特点

1. 完善喉科理论体系

(1)咽喉大纲论：强调咽喉在人体的重要性，对咽喉病的病因病理、辨证要点、治疗原则等进行较为系统的论述。认为"咽属胃，喉属肺，乃一身之总要，百节之关防，呼吸出入之所也"。针对其部位的特殊性，与脏腑的关系等生理特点，特别强调咽喉在人体的重要性。

遵从《内经》病因学理论：认为喉痹(此处为咽喉疾病的总称)的病因与多种外邪侵犯有关，"有风、有寒、有火、有湿、有毒、有虚，或风火相传，或寒湿相聚"。指出咽喉病辨证施治的要点是"诊其脉、相其形，再详其受病之源，细诘其所起之端，而用药对病，自然愈之速矣"。即根据四诊资料，综合分析归纳，审证求因，审因论治，只要辨证准确，则不少病症可在一二日内痊愈。望、闻、问、切四诊中，特别强调脉象与局部病变的观察，指出，"故凡治咽喉之症，其要在于脉与形名耳"。认为咽喉病具有"其症不一，变幻不测"的特点，对于凶险之症，更须进行辨证。在《咽喉大纲论》中还举例说明不同的咽喉病症，其形和脉的具体表现，以帮助学者学习辨证的具体方法。

（2）喉舌分经说：提出咽属胃，纳食之关；喉属肺，纳气之关；口内上腭属胃，阴分；下腭属脾，阳分；舌之中心属心，四围属脾，舌根亦属心经；小舌名帝丁，属胃；喉之左右通舌根者，肝经；外两耳垂下，肝经。首次明确提出喉舌分经理论，并具体指明喉舌如何分经。此咽喉与相关脏腑分属学说，为确定咽喉与脏腑的关系奠定了基础。书中还重点列举几种常见舌象以及喉痈、结毒的辨证，提示学者通过舌诊，结合脉象及局部体征（或烂或肿），可以辨明咽喉口舌疾病证属寒、热以及所属脏腑。

喉舌分经学说，充分地体现了中医整体观，认为咽喉口齿虽为局部器官，但非独立存在，而是与脏腑、经络有着紧密联系。提示学者临证时除观察局部表现外，还应充分考虑所属脏腑、经络的病变，分经、分脏腑论治。

（3）七十三症证治图说：书中详列了73症，其中咽喉11症，乳蛾7症，喉痹7症，喉风12症，喉痈11症，大舌13症，小舌5症，杂喉7症，不仅使用较大篇幅的文字表述其对咽喉（舌）病症证治经验的体会，脉络清晰，还运用大量的插图加以说明，对73症中每一个病症的说明详细到发病原因、发病部位、局部表现特点、脉象、如何治疗（包括哪段时间、哪种情况下使用何种治法，用何方药，每味药的剂量，用药的天数，如何加减）以及预后等，可谓病症详备，内容详尽，图文并茂，为读者更好地理解和掌握各症证治提供便利。

2. 创制六味汤

六味汤是张氏治疗咽喉疾病的总方，为咽喉口舌疾病的治疗作出了特殊贡献。张氏对73症的治疗，大多以药物为主，其中，六味汤是使用频率最高的方剂。除喉癣外，几乎所有的喉症都或先或后地使用了六味汤；治疗大舌（13症）、小舌（5症）也多处用到了六味汤，足见其对六味汤应用的娴熟与偏好。六味汤由荆芥、防风、桔梗、僵蚕、薄荷、甘草组成。该方组方严谨、配伍合理、适应证广，随症加减灵活，经长期临床验证，确为有效良方，至今仍为治疗多种咽喉疾病，尤其是喉源性咳嗽、小儿咳嗽的基础方。

3. 提出喉病诊疗方法

书中归纳总结了14条咽喉疾病的诊疗原则及方法，迄今多数仍为至理，指导着临床。例如，在诊病方面提出：治疗喉中红肿，应先分清是喉痈还是乳蛾所引起；夜间看病，如局部望诊不清楚的，不应轻易使用刀针，乱投药石，可以先口服或含漱六味汤一帖，等次日再看。还首次明确记载检查咽喉可以用压舌工具。

在治疗上，对药材的选用、应急药物的储备及临证时的具体用法、药物剂量的选择，尤其是大黄等峻利药物的使用提供了宝贵的经验。作者在书中旗帜鲜明地提出"存心济世，决不用重剂误人"的观点，更属难能可贵。在外治法和针灸方法上，其指出：咽喉肿痛，张口困难，药物无法吹入者，可用灸法或通关散吹鼻内，或煎水灌于鼻中，使其开口。对艾灸的制作、针头灸和三棱针的用法、喉枪的使用注意等都有明确提示。这些注意事项及禁忌的表述充分地反映了作者医学知识的扎实和临床经验的丰富，同时也表明作者医德的高尚。对于习医者，具有较好的告诫和警示作用。

4. 长于咽喉急危重症的治疗

该书以急重症为主，围绕咽喉（舌）病症的证治进行说明。在抗生素滥用而激发众多焦虑与担忧的今天，这对中医药治疗咽喉（舌）急症，无疑具有启迪与帮助作用。且书中先后提出了咽喉十六绝症和四绝症，在当时医疗条件下，为咽喉危重症的辨识作出了积极贡献。

针对咽喉口舌疾病，张氏总结前人经验，结合自身体会，强调应首先辨明真热、假热。用药时注意"非真热也，不可一味凉药"，认为"气血壮盛者，多服凉药不妨；如气血衰弱者，凉药不可多用"。并在多处指出：喉症因外感寒邪所致，早期邪在肺胃，不可用凉药。如紫色虚喉病机为肺胃伏寒，治疗应以温里散寒为主，如果早期用寒凉药物治之，则会导致病情加重；如果误将本病当作火症治疗，给予三黄汤、犀角、羚羊角等，则吃成死症。又如淡白喉痈，"此症因脾肺受寒，其色不红，若用寒凉之剂，七日之内必成脓溃"。

5. 重视综合治疗

除应用内服药物外，张氏还较多使用外治方法及针灸疗法。书中记载的常用外治方法有吹药、噙化、催吐、切开等多种，其中，对咽喉脓肿切开方法和手术器械制作的记载足见其对外治方法的重视。

针对某些病症出现的张口困难，痰涎壅盛，采用局部治疗与针灸结合的方法。如重舌"初起即针出恶血，搽金不换，重加银粉霜，服黄连解毒汤加生大黄五钱"。治疗大红喉痈：急针少商、商阳，或针患上肿处出恶血。缠喉风关下壅塞，甚者角弓反张，牙钳紧闭，先用开关散吹入鼻内，再用针，颊车左右两穴，点艾数壮，牙关可开，用鸡蛋白冲白矾汤灌吐，或用桐油蘸鹅毛吐之，或用胆矾法吐之，以吐为度，如不吐，即针十指五穴。治疗喉痈，"有脓即用针挑破患处"。由此可见其针药并用技术之高超及经验之丰富。

6. 重视医德

从书中可以看出，张宗良不仅医理精通，医术精良，且医德高尚。"余存心济世，决不用重剂误人"，这是张宗良的心声，也是其价值观和优良品质的体现之一，值得后人敬重和学习。

不足之处：由于历史局限，书中记载的诊病手段较为落后，病名及病变部位描述与现代中医耳鼻喉科学的内容差异较大。学习时需要一一对比甄别。

三、学习要点

1. 首先要学习作者存心济世，治病救人的高尚医德；学习其师于古而不泥于古，大胆改革创新的勇气和胆识。

2. 在专业知识的学习上，要全面、系统地掌握，并结合临床实际。首先对咽喉口舌的解剖生理作重点的掌握，总结不同部位病症的病变特点和预后，对危重病症心中有数，同时学习必要的现代喉科（口腔科）知识，中西医结合，对比古今认识的差异，作出正确的判断和理解。要结合现代临床，对 73 症的病因、病状、辨证、治法做详细的研读，除熟悉每个病症的临床表现，掌握其遣方用药特点外，更重要的是学习其临证思维方法及多种治疗方法运用自如的娴熟技能。

3. 由于该书成书时间较早，难免存在认识局限，在解剖结构及疾病描述上恐与现代相异，或存谬误，甚至带有迷信色彩，学习时应秉持辩证唯物主义的观点，吸其精华，去其糟粕。

田理　贾德蓉

2019 年 2 月

喉科指掌叙

　　夫医之为类最繁，其为道甚难，而于咽喉一科，则尤难之难者也。咽以纳食，喉以纳气。纳食者为胃脘，下通于脾，从土化。纳气者为肺脘，下通于心，从金化。金性燥，其变动为涩，涩则闭塞而不仁，故喉病谓之痹。土性湿，其变动为泥，泥则壅胀而不通，故咽病谓之肿。治咽喉者，夫人能知之，而至其证之虚实寒热，与夫治法之攻补升降，所为剖析于毫芒，折衷于疑似者，非聆音切脉、辨气察形，鲜不以铢黍之差，成淄渑之判，即或兢兢栗栗，试探揣摩，恐不得当。顾势急而救之以缓，伤重而扶之以轻，因循之害，其去谬戾几何，故曰难之难者也。吾郡留仙张先生素精医理，其于咽喉一科，究心益深且久，采缉成方，参以己见，条例详细，裒集成编。自神气、脉理以及色之青红紫白，音之高下沉浮，一一皆有注释，了然指掌，较若列眉，合诸所治之症，如灯取影，百无一失。真济阨之慈航，拯危之宝筏。其所经验取效，盖不可胜纪。同人咸怂恿付剞劂，俾远近之习是道者，流传其说，发挥其蕴，其为功于世宙也，何可涯量。是为序。

　　　　乾隆丁丑春王二月赐进士及第浙江提督学院

　　　　兵部左侍郎长洲彭启丰芝庭氏拜撰

【点评】此序指出了咽喉疾病病势危重的特点和治疗的困难，强调对病症需要细心辨识，精心处治。并对作者的学识和成书的过程以及本书的学术特点有较高的评价。喉分别与胃、脾、肺、心相通，为呼吸、饮食之要道，其为病，易表现为闭塞不通，从而妨碍呼吸与饮食。咽喉疾病，如稍有不慎，判断失误，治疗不当，则贻害甚深。因此，咽喉科医生较其他科医生更难。张氏在咽喉科方面造诣颇深，经验丰富，其《喉科指掌》经医者验证，流传发挥，功于世宙，功德无可限量，所以作者欣然为其题序。该序赞誉推崇之意溢于言表。

喉科指掌卷之一

咽喉大纲论

夫咽喉者，左为咽，右为喉。咽属胃，喉属肺，乃一身之总要，百节之关防，呼吸出入之所也。经云：一阴一阳结而为喉痹。痹者，闭也。有风、有寒、有火、有湿、有毒、有虚，或风火相传，或寒湿相聚，其症不一，变幻不测。故漫肿而痰多者，风也；淡白而牙紧者，风寒也；紫色不肿而烂者，伏寒也；红肿而脉浮者，风火也；脉沉实、烂而不肿者，毒也；脉细数而浮者，虚火也；细迟者，虚寒也。风、火、寒、湿、毒、虚，皆类而推之可也。大凡初起之症，诊右寸洪紧者，肺风也；两关浮数者，胃火肝风也；左寸浮洪者，心火也；右寸沉迟者，迟伏寒也；沉数者，伏热也；右尺洪大者，三焦火旺也；左尺洪而有力者，肾虚火也。此数部脉者，乃大略也，可总用六味汤加减治之。若凶险等症，须诊其脉、相其形，再详其受病之源，细诘其所起之端，而用药对病，自然愈之速矣。故凡治咽喉之症，其要在于脉与形名耳。经云：神圣工巧，不过望闻问切。以此推详，庶无差误。

【点评】1. 本论首先说明咽喉所处部位的重要性及其与肺胃的关系。指出喉痹的病因病机，有风、火、寒、湿、毒、虚几类。由于病因不同，其形（表现）各异。通过局部表现、脉象，结合病因病机可以初步辨别。治疗可以用六味汤进行加减。强调治咽喉之症，"其要在于脉与形名耳"。即今之望、闻、问、切四诊合参。

2. 文中所指喉痹，与今之《中医耳鼻咽喉科学》中喉痹概念不同，须加区别。

喉痹一词，最早见于《内经》，并且在《内经》中有多处记载。《内经》之后历代医家对喉痹的病状及其概念进行了广泛探讨，对其认识各有不同。归纳起来，大致有三个方面。其一，指咽痛：汉代张仲景从咽痛来认识喉痹，《伤寒论》少阴病篇中记载了热入少阴、下利伤阴、虚火上炎引起的咽痛及其治法。这种观点对明清两代医家产生了重要的影响。如清·程国彭《医学心悟》卷四谓："喉痹，痹者，痛也。"其二，指咽喉危重症：如隋·巢元方《诸病源候论》卷三十所说："风毒客于喉间，气结蕴积而生热，致喉肿塞而痹痛，水浆不得入也……七八日不治则死。"唐代医家基本沿袭此观点。而类似记载在明清医著中也屡见不鲜。如清·沈金鳌《杂病源流犀烛》卷二十四谓："喉痹，痹者，闭也，必肿甚，咽喉闭塞。"其三，为咽喉、牙、舌诸病症的总称。清·尤存隐在《尤氏喉科秘书·咽喉门》中说："喉痹属痰，属风，属热，皆应郁火而兼热毒，肿甚不仁，乃咽喉之重症。喉痹者，总名也。"

由此可知，在中医古籍中，喉痹一名，既可限指某一种咽喉病症，也可泛指咽喉甚至牙、舌的任何一种病症。因此，直接与喉痹一词有关的名称很多，没有统一的分类标准，常常出现同名异症，同症异名的情况，不便掌握。（谭敬书主编.中医耳鼻咽喉

科学.湖南科学技术出版社,1986)

现代中医耳鼻咽喉科学将喉痹定义为因外邪侵袭，壅遏肺系，邪滞于咽，或脏腑虚损，咽喉失养，或虚火上灼所致的以咽部红肿疼痛，或干燥、异物感、咽痒不适等为主要临床表现的咽部疾病。或可伴有发热、头痛、咳嗽等症状。西医学中的急、慢性咽炎可参考本篇进行辨证施治。（熊大经主编.中医耳鼻咽喉科学.中国中医药出版社,2017）以此，将喉痹的病位、病状、病因、病机全面准确地加以概括，以符合临床实际，也便于学习和掌握。

3. 六味汤乃《喉科指掌》首创，至今仍在临床广为运用。此外，文中"左为咽，右为喉"之说与现代解剖学不符。

喉舌分经说

喉有二孔，左为咽，属胃_{纳食之关}；右为喉，属肺_{纳气之关}。口内上腭属胃_{阴分}；下腭属脾_{阳分}。舌之中心属心，四围属脾，舌根亦属心经，小舌名帝丁，属胃。

喉之左右通舌根者，肝经。外两耳垂下，肝经。舌白苔属寒，黄苔者属热，如焦黄者热甚，黑者热之极。凡舌苔不论黄焦黑，以指摸之而滑有津者，非真热也，不可一味凉药，用八味丸引火归源之法。大舌边红，脾之火也，可用清凉之剂。喉痛地位属肝，再进内寸许，或烂或肿，俱属脾胃火毒之症，结毒者亦有之，但两关脉浮者，非结毒也，沉者为真。此乃分经之大略，若喉舌诸症，另后分形，细查无谬。

【点评】本节再次表明咽、喉为饮食、呼吸之关要。并指明咽、喉、口（上腭、下腭、帝丁）、舌（包括舌中心、四围、舌根）与胃、肺、脾、心之所属关系，提出喉之左右属肝经，以此说明咽喉、口舌与五脏有着密切的联系。文中重点列举了几种常见舌象的辨证所属，提示学者通过舌诊，结合脉象及局部体征（或烂或肿），可以辨明证属寒、热以及所属脏腑。强调凡舌苔不论黄焦黑，以指摸之而滑有津者，为非热证。对于非真热证，不可一味用凉药，应该用八味丸引火归原之法。这些辨证思想和临床经验是我们后来者学习的珍贵资料。另外，此节需要注意的是文中"喉有二孔，左为咽……右为喉"之说有误，与现代解剖学不符。

咽喉看治法总要 共十四条

凡治毒症之法，须看其气血壮盛者，多服凉药不妨；如气血衰弱者，凉药不可多用，多则气血愈衰，即用十八味神药为妥。

凡治喉中红肿者，须视或痈，或蛾，认症不真不可下他药。先用六味汤一服，吹金不换，然后查清，加减可也，切不可轻易加减。急者先针患上，出血亦可。

凡帝丁在咽喉当中，为人一身之主宰，动刀针时，切宜防犯，犯则血出不止。瘟肿极难治也。

凡夜深看症，须得细照，再三推详。如见症不真，不可轻用刀针，乱投药石，先服六味汤一帖，令患者漱吃，以俟天明再看。

凡看症，或病者痛肿，口不能开，吹药不得者，灸颊车穴三五壮，或用通关散吹鼻内，或煎水灌于鼻中亦可，令病者连连咽下，开口为度。

凡针舌下两边青筋，血出鲜者易治，成块黑者死。若痰血热结于胸中，连服凉膈散，消痰解毒为妙。

凡诸药料，必须拣道地者预备，俱为细末，临期急用，将白滚水泡一刻，去渣，频漱咽下为度。如煎，不可多煎，数滚为准，多煎则不效矣。

凡每年有时疫喉风，俗名鳗鲤瘟。两腮肿胀，沿街遍巷有一门传染者，此症乃少阳经之患。用六味汤加苏叶、羌活、牛蒡、柴胡各一钱，服之可愈。如一门人多，用十服之料，煎一大锅，每人分吃。

凡针必须以银打就，细如大引针，头上一粒如菜子样，略凿一小缺。有用针头灸之法，取其易放艾丸耳。

凡艾要陈者为妙，丸如小绿豆大，置于针头缺处，以香燃之，灸或多少不一，看症之轻重耳。此为针头灸。

凡喉枪不可用钢阔头长大者。近来病人多畏用手法，况喉间地步窄侧，如动手之时，病者或摇头退缩，恐伤他处。必要或铜，或金银，外打一小筒，中藏利刃，收放在手，捺出则锋露，收之则藏，不伤别处矣。

凡针身、首、四肢之穴，必用细针，惟十指五穴，可用三棱针针之，以血多为妙。

凡看症，若病者以舌叠起，则不见喉间矣。必须以物压之，则舌不叠起矣。或骨，或牙，或角皆可，压舌之具。

凡治应病方药，必须依此分量，不可因药味太重，以大黄等为峻利，心生疑忌，不敢服之。余存心济世，决不用重剂误人。古云：有病则病当之，岂有害于患者哉。更不可轻听人之言，反误其事。惜乎！

【点评】本节逐条列出咽喉疾病的诊疗原则及方法，共计14条。看似繁杂无绪，但从其具体明确的描述中不难看出，凡此种种皆为作者临床切身体会，为其经验之谈，对于初学医者，尤有帮助和警示作用。其中提及的喉枪制作方法和要求，是目前大多数中医咽喉科医生所未知的。喉枪是治疗咽喉疾病的器具，制作材质一般为白银、铜皮、钢等。其作用类似于现在的喷雾器或刀切器。医者借助喉枪做咽喉局部治疗，如切开排脓或将药物吹入患部。这是中医咽喉科外治法中颇具代表性的治疗手段。在清代，喉枪的运用已较为广泛。书中记载的用压舌器具检查咽喉的方法，在中医书籍中尚属首次。

十六绝症

舌卷囊缩，油汗如珠，哑喉呛食，吐血喉癣，声如锯错，鼻搧唇青，脉细身凉，角弓反张，十指无血，喉干无痰，六脉沉细，大便十日不通，天柱倒折，两目直视，壅痰气塞，喉菌不治。

【点评】以上提出了16种咽喉绝症，系指咽喉科急危重症的临床表现，大体包括了西医学中急性喉阻塞、咽喉结核、咽喉恶性肿瘤、咽喉疾病的全身危重并发症等。此处提出的十六绝症，受当时历史条件所限，所谓绝症乃相对而言。现今，随着医学科学的快速发展，医疗技术水平大幅提高，上述有些病症，如喉癣，通过早发现、早干预是可以治愈的；有些病症，如喉菌，在某种程度上是可以得到一定控制的。因此，关键在于早发现、早诊断、早治疗。另外，十六绝症的描述，主要是一些咽喉急重病的症状表现，应为作者切身体会，或者引录他人经验，尽管缺乏系统性，但仍有迹可循，有据可依，无疑在当时乃至其后的较长时期为咽喉危重症的辨识作出了贡献。

又四绝症

走马喉风，锁喉风，走马牙疳，缠喉风。此四症皆凶险之症。若不吐、不泻、针之无血、药不能入，俱为不治，医者慎之！

【点评】此四绝症系古代难于治疗的咽喉病症的名称，其中三种喉风可能包含了类似西医学中的喉阻塞、扁桃体周围脓肿、咽后壁脓肿、咽旁脓肿、卢德维颈炎等多种危重疾病。走马牙疳，类似于西医学中的急性牙源性骨髓炎、坏疽性龈口炎、口腔恶性肿瘤等。皆属急重危症。

右手图

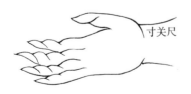
寸关尺

肺脉浮涩而短，脾脉缓而散大，命门脉缓而悠洋。三部之脉，呼吸四至为平，反此则病。迟则寒，数则热，细缓则虚寒，细数虚热。

右手三部：寸属肺与大肠，关属脾与胃，尺属命门、三焦。

【点评】左、右手图所载为寸关尺的定位、正常脉象及五脏病变的脉象。右手图反映肺、脾、命门生理状态下的脉象及病理脉象。

左手图

心脉悠洋缓散，肝脉沉而弦长，肾脉虚细。女尺宜大，四至为平，反之则病。病脉同前。

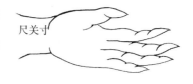

尺关寸

左手三部：寸属心与小肠，关属肝与胆，尺属肾与膀胱。

【点评】左手图反映心、肝、肾生理状态下的脉象及病理脉象。

针穴图

颊车穴，足阳明胃经；少商穴，手太阴肺经；商阳穴，手阳明大肠经；中冲穴，手厥阴心胞络；关冲穴，手少阳三焦经；少冲穴，手少阴心经。凡六穴应病行针。

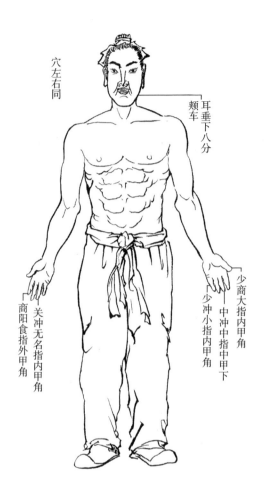

【点评】为咽喉病症常用针穴及针灸取穴定位图。

喉科指掌卷之二

精选应用诸方

漱咽喉七十二症总方

六味汤 治一切咽喉，不论红白，初起之时，漱一服可愈。

荆芥穗三钱 薄荷三钱，要二刀香者妙 炒僵蚕二钱 桔梗二钱 生粉草二钱 防风二钱

上药俱为末。煎数滚去渣，温好，连连漱下，不可大口一气吃完。如煎不得法，服不得法，则难见效。须依如此为度。倘要紧之时，煎及白滚水泡之亦可。此乃总方，看症之形名，然加减他味后，临症可细查。

雄黄退肿消痰药 凡初起之症，风痰上壅者，吹之即退。

银硝一两二钱，水飞过用 玄明粉二钱 白硼砂二钱 雄黄八钱，拣上好红明大块者

上俱为细末，吹用。若伤者、烂斑者，恐太痛，不可轻用。

金不换吹药 治火症、痘疳、牙疳、喉间溃烂者，吹之甚妙。

人中白五钱，煅存性用 细柏末三钱 青黛六钱 玄明粉三钱 白硼砂三钱 西瓜硝八钱，制法在后 冰片三分

上为细末，吹用。若烂斑有深潭者，加龙骨、象皮、赤石脂各三钱，同研吹之。痘疳加川连、胡连、甘草、人中黄、银粉雪即瓜硝之飞

出者也。每金不换重一钱，五味各加五分，合搽之。喉癣、喉疳加银粉雪每钱三分。

烂喉八仙散 凡咽喉溃烂者，服此药。

人中白一两，煅存性用 生大黄一两二钱 生石膏五钱 玄参末六钱，盐水炒 黄芩一两四钱，酒炒 玄明粉七钱 僵蚕末三钱 瓜硝八钱 轻粉一钱

共九味研末，每服二钱，放舌上，津化咽下，连连不断，则烂斑自去矣。

散痰珠黄散 治风痰上壅之症，每服三钱。

金星礞石一两五钱，同硝炒 生大黄一两五钱，末用 白硼砂一两 玄明粉六钱 瓜硝八钱 真川郁金六钱 海浮石六钱

共研为末用。若痰多者，用五钱生大黄泡汤送下。如不然，即六味汤药水送下亦可，淡姜汤亦妙。

通关散吹药 治咽喉急症。

细辛末一钱 猪牙皂三钱 藜芦二钱 白矾末一钱

俱为细末，冲滚水灌喉间，淡姜汤亦妙。

十八味神药 治一切烂喉毒症。

川黄连一钱 白鲜皮二钱 黄芩二钱，酒炒 紫地丁二钱 当归二钱 赤芍二钱 河车二钱 山栀一钱五分，生 生龟板三钱 木通一钱 甘草二钱，生 川芎一钱五分 连翘二钱 乳香五分 金银花二钱 花粉二钱 皂角刺一钱五分 知母二钱，盐水炒

以上诸药，滚水煎服。结毒加土茯苓四两、何首乌四两，煎汤代水服。火症烂喉加生大黄四钱，生石膏四钱为妙。

灵保玉枢丹 治一切毒症，兼毒喉。

山慈菇洗去毛，净末焙，二两 文蛤一名五倍子，净焙，二两 麝香三钱 雄黄五钱，红明大块者 千金子四两，净去油壳，一两 红牙大戟四两五钱，为净

末一两五钱　草河车二两五钱，为净末二两

以上诸品，共为细末，择天德、月德、天医黄道吉日，或五月五日午时亦妙，斋戒焚香洁净，用浓米饮汤调和，打成千余下为度。每服五六分，甚者一钱，可查《外科正宗》上乃见其神效。

结毒紫金丹　此方治杨梅疮毒喉症，唇鼻破坏，并治一切结毒。服者必须土茯苓汤送此药下，余作茶。凡毒气随经络而结，恐喉间小舌皆能结聚。故治咽喉者，不可不知。

龟板五两，炙焦，浸酒浆内，再炙，反复炙之，涂酒三次，焦黄为度。即研成细末净二两。龟自死为败，大者更妙　石决明九孔者佳，童便浸一次，净末二钱　朱砂大块者佳，净末二钱

以上共研极细，烂米饭捣为丸，小绿豆大，每服一钱。若病在上，饭前食；病在下，饭后食。若满身筋骨痛，用酒服；腐烂者，土茯苓、何首乌同煎服，其功胜于五宝散。

【点评】1. 以上诸方是作者自创并精心筛选、收录的其临床应用较多的经验方。其中，六味汤的应用频率最高。六味汤首见于本书，应为作者所创。张氏谓其为漱咽喉七十二症总方，所有咽喉疾病，不论寒热，均可一用。在七十二喉症中，除喉癣、上腭痛、纯紫舌、重舌、莲花舌、舌上珠、胃毒小舌、走马牙疳、喉菌、喉瘤等少数病症外，均用六味汤，可见张氏对该方的重视和偏爱。值得注意的是，张氏运用该方时的灵活加减和时机选择十分重要。如治疗风寒时，常加麻黄、桂枝、苏叶、细辛、白芷、川芎；热证加黄柏、酒炒黄芩、盐水炒知母、熟石膏、山豆根、盐水炒玄参、生山栀、连翘、紫花地丁；阴虚加盐水炒女贞、盐水炒知母、龟板、鳖甲；阳虚加附子、肉桂。重证患者，

病虽常久，脉尚有根，或可治之，也可用六味汤。从本书以下章节中可以看到，作者在使用该方时，还常常配合针灸及外治法。

2. 除使用内服药物外，张氏还注重咽喉部的局部用药。上述精选方中的雄黄退肿消痰药、金不换吹药、烂喉八仙散、通关散吹药等均为局部吹药或舌上津化咽下之药。局部用药的优点是：药物直接与病变部位接触、起效快、作用持久、利用度高，这是值得传承和发扬的。

3. 灵保玉枢丹中"择天德、月德、天医黄道吉日，或五月五日午时亦妙，斋戒焚香洁净"等略带封建迷信色彩，应该辩证地加以看待。

制药法

制西瓜硝

觅上号头藤西瓜，或一个，或二个，用稻柴垫好，放在干燥厨内。至立冬日，将瓜盖挖去，腹中瓤取去七分，皮上肉剩三分，用皮硝二斤或斤半，看瓜之大小，盖好，用线络之，悬向背阴屋檐下，至冷冻之期，其硝自飞出瓜皮外，颜色如霜。用刷帚轻轻拂下，以盘盛之，包好，至三五日一取。至春间将瓜内所剩之硝安好，候到立冬，将新鲜瓜盛之，再加半斤或一斤，仍旧悬好，皮外飞出取之，如此二次，中间之硝亦好，不必再做。可治喉癣，喉疳诸火症。溃烂者，吹之不痛。外皮飞出者，名银粉雪，其功可并紫雪。

制人中黄

将大毛竹筒一个，两头留节，凿一圆眼，用大粉草不拘多少，为末细填满为度，用生漆将眼针好，刮去竹皮，通身钻满细眼，抛入大坑中，十年止好，六七年亦可用得。能治结毒、咽喉烂、牙疳、伤寒发斑，俱称圣药。

制扁柏汁

用柏叶嫩头摘在井水内，浸一次，即带水捞入石臼中打烂，若干，冲白矾水少许，出汁收在瓷器中。用时再冲白矾汤，连漱喉间。能治一切火症、郁热、烂喉、烂疳。其性凉血润燥、清肝胃之火。况得松柏之气，医方珍之，不可轻忽。

制胆矾

用鲭鱼胆，不拘几个和白矾拌之，入猪尿胞内，挂在背阴之所，明年再入胆汁，仍旧风干。如此三次，遇急症泡汤灌吐。

【点评】1. 该制药法包括采、制、储备、适应证等，其制备过程和适应病症尤其细致清晰。

2. 西瓜硝即西瓜霜的别名。出自清·叶桂（字天士，号香岩、南阳先生）编《本草再新》（成书于清道光二十一年）。之前，清·顾世澄《疡科大全》中即有关于西瓜霜的记载。其制作方法有二：一为黄沙缸过滤法，二为瓜皮透析法。本书所载应为后者。西瓜霜可用于治疗咽喉炎、扁桃体炎、口舌生疮、口腔溃疡、咽喉溃烂等多种咽喉疾病。现代市面上有中成药西瓜霜喷剂、西瓜霜含片等，其适应证与西瓜霜基本相同，其成功研制应该是受清代医家记载的启发，在其制作方法上发展而来。

爱采应用诸方

知柏地黄汤肾虚门

六味地黄汤加知母、黄柏各五钱

三黄汤火症门

黄连　黄芩　黄柏各盐水炒，钱半

三黄石膏汤表里门

三黄汤加石膏五钱、山栀钱半

犀角地黄汤胃火门

六味地黄汤加犀角二钱、石膏四钱

凉隔散《外科正宗》

连翘一钱　大黄三钱　芒硝一钱　甘草一钱　黑山栀一钱五分　黄芩一钱五分　薄荷一钱　加竹叶

四物汤血虚门

川芎　当归　地黄　芍药各二钱

八味丸肾虚门

六味地黄丸加附子、肉桂各三分，冷服

大承气汤伤寒门

大黄五钱　芒硝三钱　厚朴钱半　枳实钱半

黄连解毒汤火症门

黄连一钱　黑山栀一钱　黄柏钱半　黄芩一钱

龙骨生肌散外科门

龙骨　赤石脂　血蚓　孩儿茶　象皮　朱砂　熟石膏

大柴胡汤中风门

大黄　枳实　黄芩　半夏　白芍　柴胡_{等分}　煎加姜枣

万灵丹《外科正宗》查

【点评】以上载录各方，至今仍为咽喉科临床常用方剂。由此可见，除自制方外，张氏《喉科指掌》还广吸博采，取众家之长。全书所选方剂共21首，包括卷二之首的精选应用诸方(9方)和此处爱采应用诸方(12方)，前者可能为作者自拟方剂，后者系作者采用的各科通用名方。

喉科指掌卷之三

咽喉门第一 十一症图说

帘珠喉

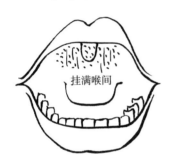

挂满喉间

帘珠喉，满喉如白网油状，两边微肿，根有白点，带红色，小舌红肿，咽水大痛。此症因郁积热毒而发，其脉两寸浮洪，两尺亦洪大，上盛下虚之症也。治宜清火，用六味汤加盐水炒黄柏二钱，酒炒黄芩二钱，盐水炒知母二钱，熟石膏五钱，山豆根二钱，盐水炒玄参二钱，生山栀一钱，木通一钱，生地二钱，服一帖，明日再加连翘二钱，紫地丁三钱，大熟地三钱，牡丹皮一钱，草河车二钱，川连一钱，用金汁一钟或制柏枝汁一钟，冲服皆妙，吹紫雪、金不换，六七日而愈。

【点评】此处帘珠喉应为咽喉、口腔的急性炎症，或慢性炎症急性发作。与现代《中医耳鼻咽喉科学》中帘珠喉痹有别。后者以喉底颗粒状突起为主要表现，属慢性病，一般无咽痛，病因多为痰瘀互结，相当于西医学的肥厚性咽炎。此处帘珠喉的特点为"满喉如白网油状，两边微肿，根有白点，带红色，小舌红肿，咽水大痛"，病因为郁积热毒，证属上盛下虚，治宜清热泻火。用六味汤加苦寒泻热之药，佐以养阴之生、熟二地和玄参，再配合局部吹药，以奏清热泻火，养阴利咽之效。

呛食哑喉

此症因伏邪在肺，声哑呛食，六脉迟细，甚属险症。余曾治一人，年近二十，患此三年，饭食少进，日惟吃粥，病在将危，就医于余。余诊其脉，病虽常久，脉尚有根，或可治之。用六味汤加麻黄二钱，桂枝一钱，苏

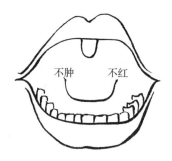

叶二钱，木通一钱，细辛一钱，白芷一钱，诃子二钱，皂核二钱，姜汁炒半夏二钱，连吃五六日，饭进三碗，声哑未除。换加桔梗一两四钱半，童便炒，诃子七钱半，童便炒，甘草七钱半，童便炒，薄荷一钱，麻黄一钱，煎数滚漱而且吃十帖乃愈，后服补药健脾收功。

【点评】1. 呛食哑喉主要表现为呛食、声音嘶哑，按现代解剖学认识，应为咽、喉同病。病因为伏邪在肺，若呼吸、饮食困难，六脉迟细，则病情危重，有发展为喉阻塞之虞，甚至危及患者生命。所以应予高度重视，须内外兼治。现代临床大多采用中西医合治。

2. 该案例病程 3 年，饭食少进，日惟吃粥，病势危重，但脉尚有根，系伏寒在肺。作者用六味汤加辛温散寒之麻黄、桂枝、苏叶、细辛、白芷，配化痰散结之皂核、半夏、桔梗，活血之童便，使患者病情大有好转，但仍声嘶，考虑到辛散之品可能

致肺气宣散太过，故佐诃子敛肺利喉开音，10帖而愈。从中可见其理、法、方、药明晰，所以药到病除。

内外肿喉

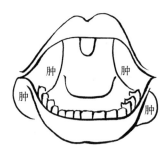

此症生于关内下部，阴阳相结，内外皆肿，或有烂斑、火郁之症。用六味汤加酒炒黄芩三钱，熟大黄五钱，海浮石二钱，吹紫雪、金不换。明日换加丹皮一钱五分，生地二钱，酒炒黄芩二钱，生石膏三钱，山栀一钱，木通一钱。即针少商、商阳两手四穴。如背寒，加羌活；胃泛，加葛根、柏枝汁。亦可漱之。

【点评】内外肿喉生于关内下部，病机为痰火郁结，特点为内外皆肿，或有烂斑。用六味汤加解毒泻火、化痰利湿药，同时局部吹紫雪、金不换，针少商、商阳。此属热证、重症，故内外兼治，针药并用。

风热喉

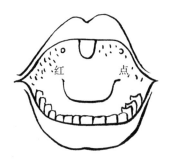

此症感风热而起。满喉发细红点，根带淡白，舌下两边三四块，六脉洪紧。用六味汤加盐水炒玄参二钱，酒炒黄芩二钱，山栀一钱，花粉一钱，一服即愈。吹金不换，兼服八仙散。

【点评】本症因外感风热所致。但热已入里，壅滞气血。故用六味汤加黄芩等清热泻火，加玄参散瘀利咽，吹金不换，兼服八仙散而愈。

紫色虚喉

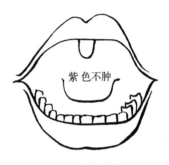

紫色不肿

喉间紫红，久之变烂如生漆色。因初起早服寒凉故也。此症肺胃伏寒，平而不肿，饮食难进，吐出腐肉者，急治之。如见此症，认为火症，反用三黄汤、犀角、羚羊角等药，吃成死症，惜哉！余凡见紫色之症，不论名式，喉间绝无形迹，满喉皆紫，脉缓身凉者，用六味汤加细辛五分、葛根、苏叶各二钱，白芷、川芎、麻黄各一钱。服后紫变为红，换加盐水炒玄参二钱，酒炒黄芩二钱，花粉一钱即愈。

【点评】1. 紫色虚喉病机为肺胃伏寒，治疗应以温里散寒为主。如果早期用寒凉药物治之，则致喉间气血凝滞，出现喉间紫红，久之则溃烂。如果无肿胀，进食困难，吐出腐肉，说明咽喉严重溃烂，除呼吸、饮食困难外，恐有大出血之虞，故应急治之。如果误将本病当作火症治疗，给予三黄汤、犀角、羚羊角等，则治成死症。

2. 明代医家大多认为咽喉病的病因为"火"。如《医学正传》卷五"喉舌之疾，皆属火热，虽有数种之名，轻重之异，乃火之微甚故也"，《古今医统大全·咽喉》卷之六十五"咽喉一十八证皆是火热成之"，《景岳全书》卷二十八"咽喉证总谓之火"，《杂病源流犀烛》卷二十四"咽喉症，皆火病也"。受其影响，后世医家也推崇此论。如《尤氏喉科秘书·喉症总论》谓："咽喉，为人身呼吸饮食门户，方寸之地，受病危险，其症甚繁，大约其要总归于火。"因此，治疗咽喉之病大多以清热解毒，泻火消肿之法。然有部分医者，一遇咽喉疾病，概用寒凉，殊不知，除热毒之外，尚有少部分寒证，如紫色虚喉，若误用寒凉，气血更加凝滞，咽喉更加壅堵，必致病情加重，甚至治成死症，故尤当细辨，不可一味寒凉。张氏在此处的阐述，对古今学医者，具有重要的指导和警示作用。

喉癣

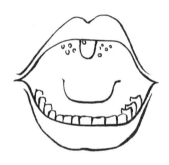

此症因肾虚火旺，发癣于喉，不肿而微红，上有斑点，青白不一，如芥子大，或绿豆大，每点生芒刺，入水大痛，喉干声哑，咳嗽无痰，六脉细数者是。用知柏地黄汤兼四物汤加麦冬、盐水炒玄参、女贞_{盐水炒}、枸杞、首乌、阿胶_{各二钱}等。服十服后，用八味丸加女贞、枸杞、人参、洋参俱盐水炒，淡盐汤每早服四五钱。如服前知柏地黄汤、四物汤不应，加桂、附，每帖各三分，水煎冷服，此引火归原之法也。玄武膏亦可服。如六脉洪数，恐难脱体，吹紫雪、金不换。

【点评】1. 对于喉癣的认识古今基本一致。其特点是咽喉干痒、溃烂疼痛、腐物叠生、形似苔藓。多继发于肺痨之后，具有一定的传染性。大多为肺肾阴虚所致。类似于西医学的咽喉结核，现代临床较少见。

2. 引火归原法由明代医家张景岳提出，是指用热药治疗真阴不足，阳无所依的虚阳上越证，或阴寒内盛，格阳于外的真寒假热证的方法。

喉疳

此症肾虚火旺，沸腾上部而发喉间，上腭有青白红点，平坦无刺，故名喉疳。声不哑，不咳嗽，两尺脉虚者是也。先用六味汤去荆、防、蚕三味，加盐水炒玄参二钱，酒炒黄芩二钱，丹皮二钱，生地二钱，山栀盐水炒一钱，盐水炒女贞一钱五分，盐水炒知母一钱五分，

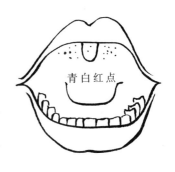

青白红点

男加龟板五钱，女加鳖甲五钱，服五剂或十剂，如不愈再加附子三分，肉桂三分，二味先煎，冲前药内冷服，愈后合八味丸加盐水炒玄参、知母、女贞、枸杞一料全愈，吹金不换。

【点评】喉疳，又名阴虚喉疳，在明代《医宗金鉴·外科心法要诀》中已有记载，谓："此症一名阴虚喉疳，初觉咽嗌干燥，如毛草刺喉中，又如硬物噎于咽中……淡红，微肿，日久其色紫暗不鲜，颇似冻榴子色，由肾液久亏，相火上炎，消烁肺金，熏燎咽喉……"根据其描述，本病状可见于西医学中的口腔或咽喉结核、梅毒、狼疮等。此处所述病变部位在上腭及咽喉，无声哑、咳嗽，病因病机为肾虚火旺沸腾咽喉，与《医宗金鉴》所述应为同一病症。治疗以养阴清热为主，故先用六味汤去荆、防、蚕三味辛散之品，加养阴清热药。服5剂或10剂，如不愈再加附子、肉桂引火归原。

飞扬喉

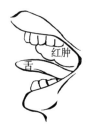

此症风热上壅，上腭红肿，气不能通，咽物不下，从小舌中飞扬满口，此系凶恶之症。急针患上出血泄气。吹金不换，用六味汤加连翘、葛根、黄柏、山栀、木通各一钱，生石膏四钱，一二服愈。

【点评】此处飞扬喉的发病部位在上腭，以局部起血泡或血肿为特点。若局部肿起严重，妨碍呼吸、吞咽则可发展为喉阻塞，甚至危及生命，所以为凶恶之症。此种严重情况目前临床不多见，但仍须加以注意。急针患处使之出血的目的是尽快消除局部肿起，以解除咽喉阻塞。

虚哑喉

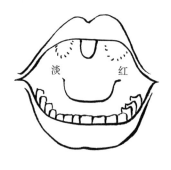

虚哑喉，喉间不肿，两边关内少有红点，声哑不明，牙关不开，此内火外风之症。因喜食酸涩之物，肺气不清故也。用六味汤加细辛三分，苏叶二钱，服一帖。声音不哑，换加生地二钱，丹皮二钱，盐水炒山栀一钱，木通一钱，花粉一钱，再二帖而愈。

【点评】虚哑喉主要表现为咽喉两侧有少许红点，声音嘶哑，牙关不开，病因为喜食酸涩之物，肺气不清。早期，属外感风寒郁滞者，可用六味汤加细辛、苏叶宣肺散寒。此处患者声音不哑，应属里热证，或风寒入里化热，当以清热为法，所以换加生地、丹皮、盐水炒山栀、木通、花粉。

声哑喉

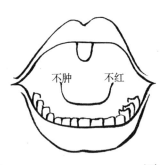

此症寒伏肺家，不肿不红，又无烂点，惟觉干痛，但食米粥，不能吃饭。用六味汤加苏叶二钱，麻黄二钱，细辛五分，二服后麻黄、苏叶各减一钱。再二日换加花粉一钱，黄芩一钱，羌活一钱，姜汁制半夏一钱，皂核二十粒，诃子二钱半，童便炒，半生用，桔梗五钱半，童便炒，半生用，甘草五钱半，童便炒，半生用，四五帖乃痊。初起不可用凉药四月之症而愈。

【点评】声哑喉，顾名思义，是以声音嘶哑为主症，"不肿不红，又无烂点"之说，可能与当时检查手段局限，只能望诊到口腔和口咽部，无法直视喉部声带有关。本病好发于冬天，病因为伏寒客肺，所以治疗当温肺散寒，初起不可用凉药。

烂沙喉

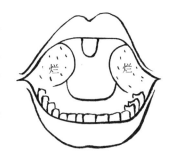

此症发于寒伤之后，表邪未尽，生在关内，肿烂，右关脉急，肺脾之毒可知。六味汤半服加酒炒黄芩二钱，花粉一钱，盐水炒玄参二钱，葛根一钱，生石膏二钱五分，淡竹叶二钱，河车二钱五分，连服三四剂。如烂斑不退，加生大黄三钱，津化八仙散、玉枢丹，每服五分，三服可收功。

【点评】烂沙喉发病部位在关内，局部肿烂，发于寒伤之后，右关脉急，肺脾之毒。根据这些特点判断，此症可能与烂喉痧为同一病症。烂喉痧以咽喉疼痛、肿烂，皮肤出现痧斑为特点，属疫喉范畴。相当于西医学中的猩红热性咽炎。另外，发于寒伤之后，喉关肿烂的情况，也可见于西医学奋森咽峡炎中。

乳蛾门第二 七症图说

双乳蛾

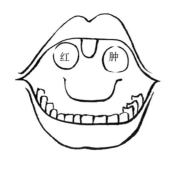

此症感冒时邪而发，生于关口上部两边，如樱桃大，肺胃之症也。身发寒热，六脉弦数。先针少商、商阳两手四穴，或挑破患上出血亦妙；先用六味汤加陈皮、海浮石、苏叶、羌活各钱半，两服可愈。如肿不退，六脉有力，可加生大黄三钱。

【点评】1. 乳蛾的病变部位在喉核，即现代解剖学之腭扁桃体。因喉核肿起，状如乳头或蚕蛾而得名。可单侧或双侧发病。双侧发病者，称为双乳蛾。

2. 此处双乳蛾为肺胃热盛所致，属实证、热证。故用放血疗法，使热随血泻，同时服六味汤加味。若肿不消，六脉有力，说明热势未退，再加生大黄泻热通便，有釜底抽薪之意。

单乳蛾

此症因伤寒后发散未尽，身热恶心，恐见痧疹，六脉浮数，生于双蛾之旁，或左或右。用六味汤加苏叶一钱，羌活二钱，鲜新芫荽五钱，如无新者，用子三钱，一服退半，明日再加黄芩酒炒三钱，花粉二钱，山栀一钱，赤芍一钱，木通一钱，全愈。

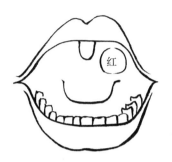

【点评】1. 乳蛾单侧发病者，称为"单乳蛾"。

2. 此处"因伤寒后发散未尽"之"伤寒"与西医学伤寒有别，应为外感风寒证。故用六味汤加苏叶、羌活、鲜新芫荽。外感风寒常入里化热，所以明日再加清热药物。

3. 本节"如无新者，用子三钱"中，"用子"可能为"用牛蒡子"，属漏字。

4. 此类患者如果身热恶心，出现痧疹，则应注意排除烂喉痧的可能。

烂乳蛾

此症因肺胃郁热、红肿烂斑大痛，难于饮食，六脉弦紧，急针少商、商阳左右四穴。用六味汤加葛根二钱，苏叶一钱，盐水炒玄参一钱，酒炒黄芩二钱，冲柏枝汁一钟，漱喉间咽下。再用八仙散一服，津化咽之，明日去苏、葛二味，加山栀、木通、生地、丹皮、浮石、花粉

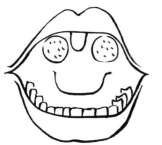

各二钱。如脉大有力，加生大黄三钱；脉虚用八仙散同柏枝汁照前吃法，三四日可愈。如声哑、背寒，六味汤加苏叶二钱，羌活二钱，细辛三分。

【点评】烂乳蛾的特点是喉核红肿、溃烂。可以由多种病因所致，以肺胃郁热多见。疫喉、肿瘤等也可出现乳蛾红肿溃烂，临床应注意加以鉴别。此处烂乳蛾仅从"红肿烂斑大痛，难于饮食，六脉弦紧"等特点分析，很难与烂沙喉区分，也许两者属同一病症。

风寒乳蛾

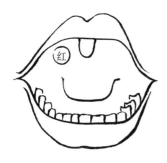

此症因风寒而起，肿大如李，头不能下视，气塞不通，寸关之脉浮紧，肺胃之症也。即针少商、商阳、少冲两手六穴。用六味汤加苏叶二钱，羌活二钱，一服而愈。若早用寒凉则不能退矣。

【点评】风寒乳蛾因外感风寒所致，应以辛温散寒为法。早期局部肿胀，应属寒凝气滞，若用寒凉则局部凝塞更重，肿胀不退，反而更加严重。

白色乳[①]蛾

白色乳蛾，肿塞满口，身发寒热，六脉浮弦。此症因肺受风寒，用六味汤加苏叶二钱，细辛三分，羌活二钱，一服可愈。

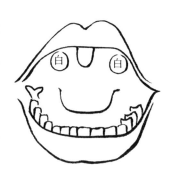

【点评】此症病机与风寒乳蛾同，故用六味汤加辛温发散药，可达立竿见影之效。

石蛾

此症或胎生，或因本原不足。生于乳蛾地位，少进半寸。初起切不可用寒凉，不必用刀针。此乃肝火老痰结成恶血，凡遇辛苦风热即发。用六味汤加川贝一钱，生地二钱，蒡子一钱，丹皮一钱五分，麦冬一钱，木通一钱，煎服四五帖。如不退，去六味汤，用生地钱半，丹皮一钱，象贝钱二分，甘草一钱，牛蒡一钱，桔梗八分，麦冬一钱，木通六分，薄荷叶一钱，加灯心二分，煎服，以愈为止。吹雄黄退肿药。

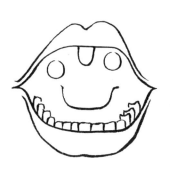

【点评】1. 石蛾，指喉核肥大，不红不痛，质较硬，阻于喉关者。类似今之扁桃体肥大。可为胎生，或因气滞血瘀痰凝所

---

① 乳：原作"喉"，据下文与目录改。

致。常因喉核肥大而妨碍呼吸、吞咽及言语。如果症状轻微，喉核无明显红肿，可不予治疗。若外感风邪，或受饮食辛辣刺激，出现红肿疼痛时，可予六味汤加减。

2. 现代临床认为：若扁桃体三度肥大，呼吸、饮食、言语障碍，药物治疗无效，可采用烙法、低温等离子消融或手术等治疗，以减轻或消除喉核肥大对人体，尤其是对小儿患者生长发育的影响。

伏寒乳蛾

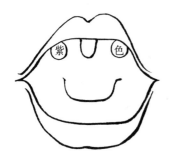

凡伏寒之症，其色必紫。治法同紫色喉痹门。

凡遇孕妇喉痹，用药有碍，将喉痹药煎浓漱喉间，吐去，亦可全愈。

【点评】伏寒乳蛾因寒凝气滞，气血瘀阻，所以局部色紫。孕妇用药尤其要注意避免流产或对胎儿的不良影响。

喉科指掌卷之四

喉痹门第三 _{七症图说}

烂喉痹

此症因肝胃热毒，外感时邪而发。形如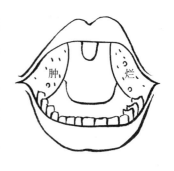花瓣，烂肿白斑，痛叫不食，眼睛泛上，六脉洪大，即针少商、商阳、关冲、少阴_{两手八穴}，有血则生，无血者死。用六味汤加生大黄_{五钱}，盐水炒玄参_{二钱}，酒炒黄芩_{二钱}，生地_{二钱}，丹皮_{二钱}，浮石_{二钱}，山栀_{一钱}，木通_{一钱}。两服后去大黄并六味汤再加生石膏_{三钱}，诃子_{一钱五分}，柏子仁_{二钱，囵囵用}，冲制柏枝汁半杯，四服而愈。口吹金不换，兼服八仙散，每日二钱，津化咽下。

【点评】本节(包括以下各条)所谓喉痹，可视为咽喉肿痛病症的总称。烂喉痹因肝胃热毒，外感时邪而发。其特点是局部有溃烂，形如花瓣，疼痛难以进食。病情较重，甚至可能危及生命。所以急用放血疗法，同时用六味汤加清热泻火药，兼服八仙散，局部吹金不换，综合治疗。

白色喉痹

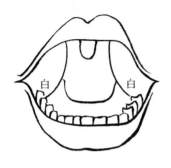

此症因肺胃受寒，脉迟身热，六味汤加细辛三分，羌活二钱，苏叶二钱，陈皮一钱，二服可愈。或二服后变红色，干痛，去前四味，换加山栀、木通、酒炒黄芩、生地、黄柏各一钱，痰多加浮石、制半夏、天花粉各一钱。

【点评】白色喉痹因肺胃受寒所致，治疗当祛风散寒，用六味汤加细辛、羌活、苏叶二服可愈。若二服后局部变红，干痛，示寒邪入里化热，则治当清热泻火，换加山栀、木通、酒炒黄芩、生地、黄柏等药；若痰多，加浮石、制半夏、天花粉以化痰清热生津。

寒伏喉痹

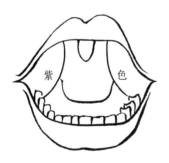

此症肺经脉缓，寒重色紫，亦不太肿，因服凉剂，久之必烂，凡遇此紫色者，不可作火治。六味汤加细辛五分、麻黄一钱、桂枝一钱、苏叶一钱、瓜蒌一钱、诃子一钱、牛蒡一钱。甚者或吐出紫血块者，亦如此吃法。未烂者，加苏叶二钱、细辛三分、柴胡一钱、海浮石钱半。肿与不肿同治。

【点评】寒伏喉痹病因为寒凝气滞，气血瘀阻，若服凉药，则气血凝滞更甚，久之局部缺血溃烂。故应用六味汤加温经散寒药物。即使对吐出紫血块者，治法仍不变。无论肿与不肿，病机相同，则治法相同。

双喉痹

双喉痹，生于上腭关内两旁，形如橄榄，痛而难食，胃家积热所致。或发寒热，两关洪大者是也。即针患处，或商阳穴针之亦可，先用六味汤一服，明日再加黄芩酒炒、山栀、木通、元参盐水炒各钱半，再服而退。烂者不可针，患上吹金不换。

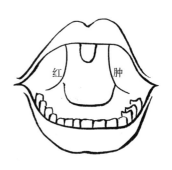

【点评】单、双喉痹，指病变发生在一侧（或左或右），或左、右同时发病。治疗上无区别。以六味汤一服，次日再加清热泻火药治疗。局部溃烂者，可用吹药。

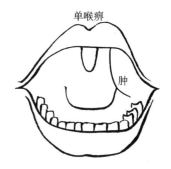

单喉痹

单喉痹，或左或右。治同前。

淡红喉痹

淡红喉痹，肿如鸡子，饮食不下，身发寒热，眼红呕吐，恐有斑

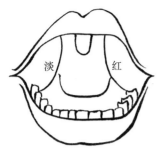

毒在内，急针少商、少阴、商阳、关冲左右八穴。或患上挑破，六味汤加苏叶、羌活、葛根各二钱，鲜芫荽五钱，服一帖，满身发出痧疹，呕吐即止。或身热不退，喉外亦肿，此内火外泄也，换加生大黄三钱，葛根、黄芩、山栀、玄参、花粉各二钱，生石膏五钱，滑石二钱，木通一钱，服二帖后去大黄、石膏，再用前药，照方四五帖乃痊；有烂斑用八仙散一服，津化咽下，兼吃柏枝汁。此症因伤寒时邪未清之故，两关沉细，两寸尺四脉虚数是也。

【点评】根据其特点的描述，淡红喉痹类似于现代中医咽喉科学中的喉痈，包括西医学中的咽喉及其周围脓肿。可因外感所致，受凉、受寒为其诱因。早期可用六味汤加散寒解表及利咽药，若里热壅盛，内火外泄，则须加大黄、葛根、黄芩、山栀、玄参、花粉、生石膏、滑石、木通等清泻火热，局部烂斑可用八仙散一服，津化咽下，兼服柏枝汁。

走马喉痹

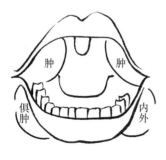

此系急症。肝脾火闭不通而为痹。或发寒热。脉洪大者生，沉细者死。用六味汤加葛根二钱，柴胡一钱，细辛五分，漱之。再加角刺二钱，归尾二钱，赤芍二钱，河车二钱，生大黄五钱；痰多加浮石三钱，制半夏二钱；身热背寒加羌活一钱，苏叶一钱，即针少商、商阳、关冲两手六穴，血多为妙。

【点评】走马喉痹系急症，其发病迅速，变化急骤，势如走马，可顷刻致命。类似西医学中急性喉阻塞，属现代中医学"喉风"范畴。临床多采用中西医结合治疗。早期、病情轻者，可口服中药，配合针灸治疗。

喉风门第四 十二症图说

内肿锁喉风

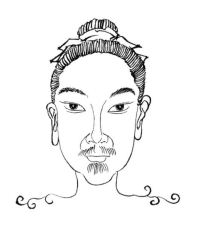

此症因肺胃两经阴阳相结，内塞不通，外无形迹，喉间痰喘，先用吐痰法 见缠喉风门灌吐，再用六味汤加麻黄 二钱，生大黄 五钱，细辛 一钱，苏叶 二钱，桂枝 一钱，羌活 二钱，煎数沸服之，或泻或吐为妙；如不吐泻，针少商、商阳、关冲、曲池、合谷两手十穴，有血则生，无血则死。左右寸关弦紧洪大者生，沉迟者难治。吹雄黄消痰药。

【点评】1. 喉风今之概念是指以吸气性呼吸困难为主要特征的危急病症，因其致病迅速，与风性善行数变的特点类似而得名。可由喉痈、暴喑、白喉等发展而来，常有咽喉红肿疼痛。类似于西医学之喉阻塞。

2. 早在《内经》中就有关于咽喉危重病症的论述，《内经》

至清代以前医家多以喉痹概括。至清代，大多数医家已将喉风作为一类疾病，以此与喉痹相区别。但其关于喉风的认识名目繁多，证候各异，范围广泛，与今之认识不一，需要注意区分。

3. 现代关于喉风病因病机的认识，大多以热毒炽盛，痰火郁结为主，治以泻火解毒，豁痰开窍为法。治疗原则是急者治其标，一旦呼吸困难，应采用中西医结合的方法，迅速解除呼吸困难症状，待气道通畅，呼吸困难缓解后再辨证施治。

4. 内肿锁喉风特点是内塞不通，外无形迹，喉间痰喘，与今之急喉风较为类似，属急症，有引起呼吸困难、危及患者生命之虞，临床应加以重视。随着科技发展，医学进步，该病只要早发现，通过中西医结合，及时规范治疗，完全可以痊愈。

外肿缠喉风

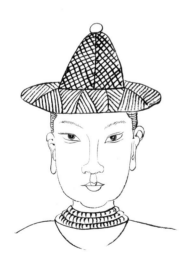

缠喉风，因肺感时邪，风痰上壅，阴阳闭结，内外不通，如蛇缠头，关下壅塞，甚者角弓反张，牙钳紧闭。先用开关散：皂角刺一钱，细辛五分，冰片二分，共研细末，吹入鼻内；再用针，颊车左右两穴，点艾数壮，牙关可开。用鸡蛋白冲白矾汤灌吐，或用桐油蘸鹅毛吐之，或用胆矾法吐之，以吐为度。如不吐，即针十指五穴少商、商阳、关冲、少阴、少冲。取血为度，无血难治。用六味汤加生大黄一两，麻黄二钱，羌活二钱，苏叶二钱，诃子二钱，同煎数沸灌下，或泻或吐，皆为大妙，如不吐不泻，针之无血，六脉沉细者不治。吹胆矾消痰药。

【点评】外肿缠喉风特点是颈部肿胀如蛇缠绕，咽喉肿塞，严重者出现角弓反张，牙关紧闭。与西医学中咽旁脓肿及其并发症、卢德维颈炎相似。属急重症。通关、探吐、放血是古人治疗该病的急救方法。现在临床多采用中西医结合治疗。

匝舌喉风

此症生于喉之上下两旁，近小舌小有泡，或红或紫，外脸皆肿，喉内不肿，舌卷粗大，此恶症也。看治几症，好者甚少。用六味汤加黄连一钱，黄芩二钱，大黄生用四钱，连翘二钱，冲玉枢丹一钱，急进三四服，或有可生，如牙关黑肿，摇头齿落者难治。此症乃肺肝积毒所致。

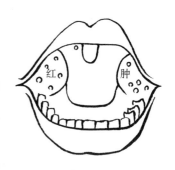

【点评】匝舌喉风发病部位在咽喉两侧，近悬雍垂处，其特点是局部有小泡，或红或紫，并见面部肿胀，喉内不肿，舌卷粗大，此应属咽喉(包括口腔)的急危重症，乃肺肝积毒所致，治宜中西医结合。

虚烂喉风

此症因本原不足，虚火上炎，生于喉之关内上下，红色白斑，痛

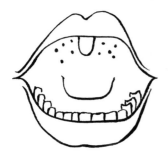

烂不肿，六脉细数者是也。初起用六味汤加盐水炒玄参二钱，酒炒黄芩二钱，盐水炒山栀一钱，花粉一钱，生地三钱，丹皮二钱，连进二服后，去六味汤加盐水炒知母、黄柏各钱半，服五帖，如两关沉大，作结毒治，用药照胃热毒门。

【点评】此处虚烂喉风表现可能类似咽部溃疡。其病因为本原不足，虚火上炎。治疗以养阴清热为主，可以用六味汤加清热解毒养阴药口服。

白色喉风

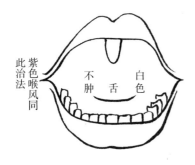

此症因寒包火伏于肺经，白而不肿，有红紫烂斑，脉象不数，身热怕寒，火欲外发。用六味汤加葛根二钱，麻黄一钱，苏叶一钱，柴胡钱半，细辛五分，花粉钱半，桂枝一钱，羌活钱半，服一二帖兼八仙散一服津化咽下，变红色换加玄参盐水炒二钱，黄芩酒炒二钱，山栀一钱，木通一钱，二帖可愈。

【点评】所谓"寒包火"，应为外寒内热证。治疗应先散表寒，待寒邪散去，再清内热。

酒毒喉风

此症因醇酒厚味，生于关内，红肿痰多，咽物不下，肺脉独迟，两关皆大。用六味汤加生甘草一两，葛根一钱，浮石三钱，枳椇子二钱，花粉二钱，山栀一钱漱之，明日再加盐水炒玄参、生地、丹皮各二钱，四帖而愈。

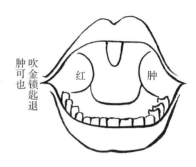

【点评】酒毒喉风以病因命名，属实证、热证。4 帖而愈，说明病情较轻，治疗得当。

劳碌喉风

此症肝肾两虚，发于关内，满喉少有红点，根白不肿，常有血腥气，劳碌即发。六味汤加盐水炒玄参二钱，盐水炒知母二钱，生地二钱，丹皮、木通各一钱；明日再加连翘二钱，酒炒黄芩二钱，花粉二钱，山栀盐水炒一钱；再两日后去六味汤，换煎方：盐水炒玄参二钱，女贞钱半，生地钱半，麦冬一钱去心，酒炒黄芩一钱，丹皮二钱，枸杞二钱，龟板三钱，生首乌五钱，生甘草一钱，再两帖而愈。其脉象六部数而中空者，此为芤脉是也。

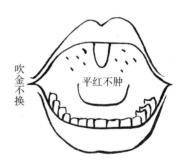

【点评】劳碌喉风以病因命名，属肝肾两虚，阴血不足，每当

劳碌即发病。治疗以滋阴养血，清热泻火为法。

酒寒喉风

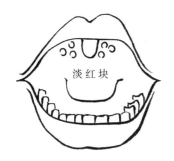

淡红块

酒寒喉风，因酒后遇寒，关内两边平而不肿，有淡红块四五粒，咽物觉痛，身无寒热，六脉洪大。用六味汤加花粉二钱，枳椇子二钱，黄芩酒炒二钱，干葛一钱，一二服而愈。

【点评】酒寒喉风，病因为酒后遇寒。病症较轻，故服药后不日而愈。

肿烂喉风

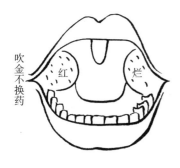

吹金不换药

红　烂

此症因风火内炽肺胃，初脉洪，用六味汤加葛根、花粉各一钱。如红烂不退，药不能入，再用六味汤加淡豆豉、木通、山栀、盐水炒知母各一钱，花粉、当归、柏子仁各钱半，丹皮二钱，生地钱半，浮石三钱，连服二帖，兼用柏枝汁一钟，冲药漱之，六剂乃安。

【点评】肿烂喉风以局部病变特点命名。其病因病机为风火内炽肺胃。初期用六味汤加葛根、花粉清热生津。若红烂不退，说明热势加重，故再用六味汤加清热泻火、活血利湿药，局部含漱柏枝汁，乃安。

肺寒喉风

此症因肺受重寒，生在关内下部，两边如扁豆壳样，右寸关弦紧，平而不肿，大痛难食，不穿不烂，背寒怕冷，六味汤加羌活、苏叶各二钱，当归、柴胡、牛蒡、桂枝各一钱，细辛五分，二服而痊。

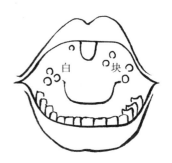

【点评】此症因肺受重寒，咽喉气血凝滞所致，以六味汤加辛温散寒药后很快可愈。

辛苦喉风

此症因日夜辛苦而发，不肿红痛，小舌左右常出血，上部之脉洪紧。用六味汤加盐水炒玄参、酒炒黄芩各二钱，山栀一钱，木通一钱，连翘二钱。火重者加生地二钱，盐水炒知母二钱，丹皮一钱，泽泻一钱，花粉一钱，二三帖全愈。

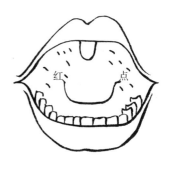

【点评】辛苦喉风，诱因为日夜辛苦，表现为咽喉不肿红痛，小舌左右常出血。从其处方用药分析，该病证属实热，二三帖全愈，表明其辨证准确，治疗得当。

淡红喉风

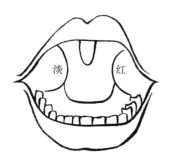

此症肺脾感冒风邪而发，肿连小舌，喉塞不通，声音不清，右寸关脉弦紧。针少商、少冲、关冲两手六穴。急者患上亦可挑破，用六味汤加苏叶、羌活、葛根各二钱，一服而退。

【点评】淡红喉风因肺脾感冒风邪而发，此属外感风寒证，用放血疗法，口服六味汤加苏叶、羌活、葛根各二钱，一服而退。

喉科指掌卷之五

喉痛门第五十一症图说

伏寒喉痛

伏寒喉痛，因积寒在内，外感时邪而发。其色红肿紫色，脉浮不数。六味汤加羌活、葛根、河车、山甲、赤芍、归尾各二钱，角刺、苏叶、木通各一钱，细辛三分，两日后加山栀一钱，去羌、葛二味，余药照前，四五日可愈。

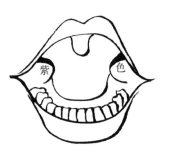

紫色

【点评】1. 现代中医所称喉痈的概念是指发生于咽喉及其邻近部位的痈肿，因其发生部位不同而命名各异。常见者有喉关痈（痈肿发生于喉关者）、里喉痈（痈肿发生于喉关内喉底者）、会厌痈（痈肿发生于会厌者）及颌下痈（痈肿发生于颌下者）。其共同特点是起病急，发展快，患部红肿热痛，一般在数天内形成痈肿，妨碍饮食、吞咽和言语，穿刺时可抽及脓液，或可自行溃破流脓。若处理不当，痈肿阻塞咽喉，或痈肿溃破，脓液溢入气道及肺内，即可引起窒息，甚至危及生命。

2. 此节所述喉痛与现代认识不同。除咽喉外，尚包括舌部、口腔的病变。其命名方式除根据发病部位外，还依据发病原因、病变的形色及证候特点，因此有十一症。但这十一症的具体发病部位、临床表现等描述不完整，故较难确定其是否为当今意义上的痈肿，学习时应结合现代临床。

3. 本节所述喉痈，虽发病部位不同，名称各异，但本着中医辨证施治及异病同治的原则，临证时既要区分各痈肿的不同表现，又应在治疗上互相参照。此外，尚可与喉痹、喉风等病相比较。

4. 发生于口舌者，必要时须请口腔科会诊。

5. 喉痈大多属肺胃积热证。此处因积寒在内，外感时邪而发。治疗以六味汤疏风解表，祛邪利咽喉；加温经散寒，活血消肿之药而愈。

肿烂喉痈

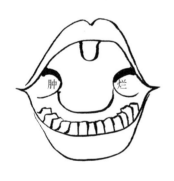

此症脾家积热而生，红肿溃烂，两寸关脉洪大者是也。针少商、商阳、关冲、少冲两手四穴①，血多为妙。先服八仙散放于舌上津化咽下，再用六味汤加盐水炒玄参二钱，盐水炒黄柏一钱，酒炒黄芩钱半，生大黄三钱，山栀、木通各一钱，河车二钱，如一服后，泻过，可去大黄。三日后，用十八味神药，柏枝汁咽漱即愈。

【点评】肿烂喉痈以局部病变特点命名。喉痈一般分为脓未成

---

① 四穴：据文义当作"八穴"。

期：以局部红肿为特点；脓成熟期：以局部高肿突起，按之有波动感为特点；溃破期：以痈肿溃烂流脓为特点。病因为脾胃积热，以清热泻火，消肿利咽为治则。本节喉痈脓尚未成，故以内服、局部用药配合针刺放血治疗。若脓成熟，应挑破患处或切开排脓。

淡白喉痈

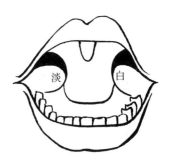

此症因脾肺受寒，其色不红，若用寒凉之剂，七日之内必成脓溃，有脓即用针挑破患处。初起肿，针少商、商阳两手四穴，出其紫血，六味汤加苏叶、赤芍、归尾各钱半，一服后，明日再加山甲、角刺、河车各二钱，乃愈。六脉弦紧，身发寒热者是也。

【点评】此症病机为脾肺受寒，早期身发寒热，六脉弦紧，应辛温散寒，以免寒邪入里化热，壅遏气血，化腐成脓。本节治疗可参考伏寒喉痈。

大红喉痈

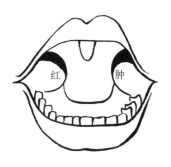

此因肺脾积热，其色鲜红，肿胀关内，六脉洪大，身发寒热，急针少商、商阳，或针患上肿处出恶血。用六味汤加山栀、木通各一钱，浮石、生大黄各三钱，归尾、角刺、山甲、河车各二钱，黄芩、花粉、赤芍各钱半。用河水将加药十一味，先煎二三十沸后，下六味汤同煎数滚即起，二帖可愈。

【点评】大红喉痈以关内红肿，六脉洪大，身发寒热为特征，属热证、实证。痈肿脓尚未成熟。

声哑喉痈

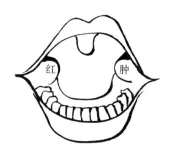

此症因着寒太重，肺脏闭塞，以致声哑，汤水难入，或有烂斑，肺脉沉涩，脾胃脉洪大，背寒身热，用六味汤加羌活二钱，葛根、苏叶各一钱，一服漱之，二日后声音不哑，去前三味，换加花粉一钱，乳香五分，葛根、黄芩酒炒，归尾、赤芍、山甲、角刺各二钱，再服八仙散、玉枢丹，二帖全愈。

【点评】痈肿发生于喉咽、喉部或波及到声带，以致声哑，汤水难入。有引起呼吸困难之危险。

单喉痈

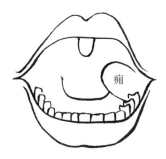

单喉痈，或左或右。身热背寒，脾肺之症也。有红点者，风火；无红点者，风寒。脉象如前。六味汤加苏叶、羌活各二钱，漱一服，明日再加赤芍、归尾、豆根、山栀各钱半，服一帖即愈。

【点评】指病变发生于咽喉一侧。

外症喉痈

此症生于含下，天突穴之上，内外皆肿，饮食有碍，初起无痰涎，内不见形迹，此风毒喉痈也。六味汤加黄芪、角刺、山甲、归尾、赤芍、河车_{各二钱}，红花、葛根_{各一钱}，乳香_{五分}，连进三服，以消为止。如已成出脓，必成漏管。用十全大补汤收功。

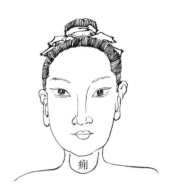

【点评】此症生于颏下，多因口腔、咽喉或颈部等处炎症所致，也可见于这些部位的囊肿或肿瘤病变之中。

兜腮喉痈

此症生于腮下，其名悬痈，因郁积寒气而发。外用艾灸之法二壮。用六味汤加山甲、归尾、角刺、川芎、白芷_{各一钱}，升麻_{三分}，红花、乳香_{各五分}，以消为度。有脓即针之，成漏者多用参芪内托，或可收功，遇症不可轻忽。

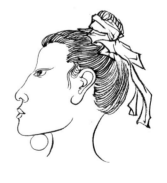

【点评】该病症发生于腮下，类似西医学中腮腺炎及腮腺脓肿。脓肿的治疗一般分为：脓未成熟时，以消散为主；脓成熟时，应切开排脓。若脓肿溃破形成瘘道，多因气血不足，故应

以参芪之类益气扶正之品补益托毒，生肌敛口，促使其瘘口
愈合。

舌上痈

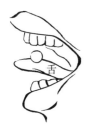

舌上痈，生于舌中心，如梅子大，不能言语。此症
因热入心胞络而发，左寸脉宜洪大而数，不宜细缓，形
症红肿者可治，黑者不治。用六味汤加川连二钱，连翘五
钱，河车五钱，生大黄四钱，地丁三钱。吹金不换，重加瓜
硝搽之，或加牛黄三二分更妙，以愈为度。

【点评】舌上痈为痈肿生于舌上。一般病因为心经火盛或胃中
积热，此处应属热入心包。舌痈的治疗原则是清热解毒，故用六
味汤加川连、连翘、河车、生大黄等清热泻火药，配合局部吹解
毒泻火药效果更佳。

舌下痈

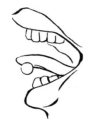

此乃脾肾积热，故发症于舌下。然舌下金津、玉液
二穴，通于肾经，肾水枯竭，生于此穴。诊其左尺洪数
者是也。用六味汤加生地二钱，河车二钱，葛根一钱，丹
皮一钱，花粉一钱，玄参三钱，二服后用十八味神药收功，
吹药如前。

【点评】舌下痈，指痈生于舌下，类似西医学中舌下腺炎及
脓肿。

上腭痈

上腭痈，高如梅核挂下，不能饮食。此症因胃家炙煿之毒，积久而发，宜用解毒之剂，草河车三钱，石膏五钱，地丁、生地各二钱，归尾、赤芍、山甲、角刺各钱半，丹皮、花粉、葛根各一钱，服四五帖或十帖。兼用玉枢丹，每日服五分。吹紫雪、金不换。此症非小，二三月收功者亦有之。

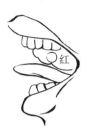

【点评】上腭痈指痈生于口内上腭处。

大舌门第六 十三症图说

木舌

此症心脾肝三脏积热而发，舌粗紫胀，食滞中宫，不能言语。因多食炙煿所致。急砭出紫血，搽金不换，服大承气汤兼黄连解毒汤，加山栀、木通、连翘、花粉各二钱，赤芍、草河车各三钱。服二帖不应，重加生大黄以泻热毒，再用六味汤漱口不必咽下。左右寸关之脉俱洪大者实症，宜用前药。六脉细者虚症，难治。大承气汤、黄连解毒汤俱在二卷精选应用方内可查。

【点评】木舌以舌粗紫胀，饮食积滞中焦，言语障碍为特点。

可能为舌体本身病变。因多食炙煿，心脾积热所致。

白肿舌

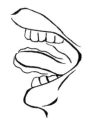

此症因风寒郁积于内，六脉弦紧，舌肿硬痛。先用六味汤加细辛_{三分}，苏叶_{一钱五分}，白芷_{一钱}，当归_{一钱五分}，川芎_{一钱}，葛根_{一钱}。若白苔上有黑点而滑者，用淡附子、干姜_{各五分}，煎服，再用干姜、冰片、麝香、青皮_{等分}，共为细末，时搽舌上即愈。

【点评】白肿舌表现为舌苔白，舌体肿胀，六脉弦紧。因风寒郁积所致。若白苔上有黑点而滑者，为里寒重证。

烂边舌

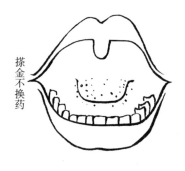

搽金不换药

此症脾家湿热不清，大舌四边发痒，白点而烂。用六味汤加小生地_{二钱}，滑石_{三钱}，淡竹叶_{一钱}，薏仁米_{一钱五分}，猪苓_{一钱五分}，泽泻_{一钱}，车前_{一钱}，甘草梢_{一钱}，二服而愈。口唇牙肉烂肿，同此治法。

【点评】此症为舌部、口唇生疮，多因脾胃积热所致。可见于西医学复发性口腔溃疡病中，后者属中医口齿科学中"口疮"的范畴。

红点紫舌

此症因心脾二经热极所致，满口红点，紫色作烂而痛，或身有赤斑。用六味汤加熟石膏一两，葛根一钱五分，川连一钱，青黛一钱，黄芩酒炒二钱，黄柏一钱，木通一钱，山栀一钱，甚者加大黄生用三钱。如六脉不数者，不照此方。

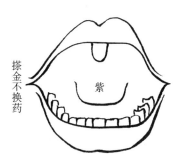

搽金不换药

紫

【点评】口腔红点，舌部紫色溃烂疼痛，或伴身体皮肤红斑为本症特点。此症可见于西医学白塞综合征中。后者属中医学"狐惑病"范畴。中医病因病机为心脾二经热极。如六脉不数，未见热象，则不用此方治疗。

纯紫舌

此症因伤寒用葱酒发汗，酒毒入心，以致大舌纯紫。宜用升麻一钱，葛根一钱，枳椇子二钱，石膏二钱，川连一钱五分，滑石三钱，木通一钱，人中黄三钱。如心烦不安，加山栀一钱，淡豆豉一钱。恶心欲吐者，恐防发斑，加芫荽一两，外用芫荽冲烧酒揩背心为妙。

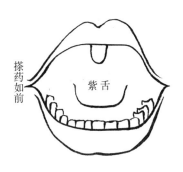

搽药如前

紫舌

【点评】舌部发紫，多属瘀血积热。此处张氏所说纯紫舌的病因是伤寒用葱酒发汗，酒毒入心。治疗以升麻、葛根发散解毒，使血中酒毒解散；枳椇子入心、脾二经，和胃化湿，专治酒醉烦渴、呕吐；石膏、川连、栀子清泻热毒；滑石、木通利湿排毒；芫荽发汗透疹，醒脾和中。

座莲花舌

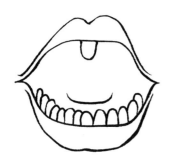

此症因脾家热毒积久而发，生于牙根内面，走窜如莲花一座。患上即针出血，搽金不换药，再针两手商阳穴。用六味汤加河车二钱，归尾一钱，赤芍一钱，川连一钱，连翘一钱，大黄三钱，山栀一钱，木通一钱，生地二钱，山甲一钱，石膏生者五钱，连服二服，如不退，用十八味神药收功。

【点评】本症生于牙根内面，走窜如莲花一座，根据这一特点描述，该病可能类似于西医学慢性根尖周炎，包括根尖肉芽肿、根尖脓肿、根尖囊肿。病因为脾家热毒积久，应以泄热解毒为法，针药并用，内外合治。

重舌

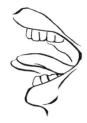

重舌者，大舌之下，又生一小舌，以致大舌反粗短，小舌长痛。此心脾之毒也。左寸右关两部之脉洪数者是。久之必烂，烂则难痊。初起即针出恶血，搽金不换，重加银粉霜。服黄连解毒汤加生大黄五钱，如泻之五六次，即服玉枢丹，十八味神药亦可服。

【点评】重舌见大舌之下，又生一小舌，以致大舌反粗短，小舌长痛。颇似西医学之舌下腺炎、舌下间隙感染。为心脾积热上攻所致。治宜清热泻火，内服外搽与针刺并用。

莲花舌

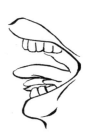

此症心胃之火飞腾舌底。即针小舌上出血，吹金不换，用三黄石膏汤加甘草五分，河车二钱。针商阳穴即愈。

【点评】莲花舌与重舌属同一类疾病。治疗可互相参照。

黄焦舌

此症因嗜酒太多，遇寒而起，大舌干黄。用三黄汤加枳椇、生石膏、人中黄。身发寒热，用大柴胡汤加羌活一钱五分治之。如呕恶心烦，脉象洪大，加生大黄四钱，佐以牛蒡、赤芍、干葛之类，再无不应。

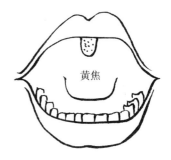

黄焦

【点评】黄焦舌，指舌苔黄，舌体干燥。病因为饮酒太多，胃肠积热伤津，此时复受寒邪，则形成表寒里热证。用大柴胡汤加羌活，表里双解。呕恶心烦，脉象洪大，提示里热较盛，加生大黄泻火清热，佐牛蒡、赤芍、干葛以解毒、化瘀、生津。

舌上珠

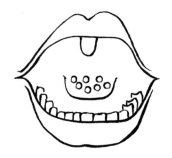

此症因心脾积热，舌生白泡，大小不一，六脉洪大。急挑破出血，搽金不换，服三黄汤加石膏五钱，河车二钱，地丁草一钱，兼服玉枢丹五分一服。如六脉迟细者，不可用前药。

【点评】舌上生白泡，名舌上珠。可在口腔溃疡或疱疹病人中出现，多为心脾积热所致。先用针挑破患处白泡，外搽金不换，内服清热解毒药。六脉迟细者，属虚证，忌用此法。

舌下珠

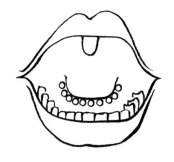

舌下珠，因脾肾两虚之症。六味汤加盐水炒玄参、生地、盐水炒知母、黄柏、木通等分治之，搽金不换，余药照前。

【点评】舌下珠与舌上珠可属同一疾病，只是病变部位及病因略有不同。此处病因为脾肾两虚，故用六味汤加滋阴降火、清热利湿之药。若属心脾积热证，治法可与舌上珠相同。

左雀舌

左雀舌，因多食煎炒炙煿之物，所以积热毒于胃，故发于舌之旁生一小舌，相近牙根。初起将针挑破，以去其血，吹金不换。六味汤加三黄汤、凉膈散治之。如久之必烂，用龙骨生肌散收功。<small>三黄汤、凉膈散、龙骨生肌散三方，俱第二卷查用。</small>

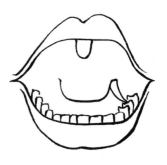

【点评】雀舌，指舌之旁边另有一突起，状如雀舌。此症可发于舌之左右两旁。与重舌在病因、临床表现及治法上相似，可互相参照。

右雀舌

此症起亦积毒，治法于前，大同小异，用六味汤加犀角地黄汤治之。<small>犀角地黄汤在第二卷查用，搽药同前。</small>

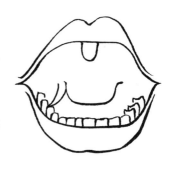

【点评】大舌门记载的病症多为舌部病变，包括舌、舌下腺、舌下间隙、口底等处的炎症、疱疹、溃疡等。多数病因为嗜食煎炒炙煿之物，心脾积热，属实证、热证，治疗多以泄热解毒为法，内服六味汤、三黄汤、凉膈散、犀角地黄汤等，同时配合局部吹药、针刺（针患处出血或针刺商阳穴）。少数如白肿舌，为风寒郁积于内，或舌下珠，为脾肾两虚，治法分别以散寒温阳或养阴清热为主。

喉科指掌卷之六

小舌门第七 五症图说

胃火小舌

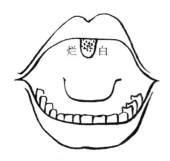

此症因脾家火毒郁久而发。小舌白点烂，胃脉浮洪。治用六味汤加生石膏四两，酒炒黄芩二钱，花粉三钱，葛根二钱，山栀一钱，一二服无有不愈。吹金不换药，兼服柏枝汁法。此乃多食炙煿醇酒厚味，或鱼骨刺伤。非结毒之比也。惟诊脉之时，胃部浮洪者火症，沉实者毒，须明辨之。

【点评】此症以病因命名。小舌，多指悬雍垂；白点烂，可以理解为溃疡表面覆盖白色点状分泌物。本症可见于西医学复发性口腔溃疡中，后者属现代中医学"口疮"范畴，但须排除特殊感染引起的咽部口腔溃疡。此处作者指出须与结毒相鉴别，方法是通过脉诊辨其为火症或结毒。

胃毒小舌

此症因毒结胃家，发于小舌，形如前症。胃脉沉而洪大者，真结毒也，临症者不可忽之。亦有红肿烂者，治法亦同。用十八味神药同玉枢丹，每日一钱。土茯苓每日用四两，煎汤代水，多吃为贵。服一月后，如不愈，合结毒紫金丹一料，冲玉枢丹同服，亦用土茯苓汤下。早晚各三钱收功。

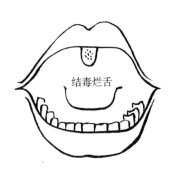

结毒烂舌

【点评】胃毒小舌病因为毒结胃家，病变部位、形态特征与胃火小舌同，红肿烂者，治法亦同胃火小舌。胃脉沉而洪大者，表明热盛津亏，有可能是梅毒等特殊疾病在咽部的表现，病情更重，预后更差，应引起高度重视。

积热小舌

此症因肝胃二经火毒飞腾，所以小舌长硬，白衣裹满，咽物不下，右关之脉浮大者也。用六味汤加山栀一钱，连翘二钱，酒炒黄芩二钱，黄柏钱八分，生石膏三钱，滑石二钱，赤芍一钱，葛根一钱，木通一钱，河车二钱，吹金不换，后服玉枢丹，二三服无有不愈。

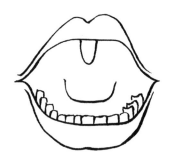

【点评】悬雍垂长硬，白衣裹满，可见于多种原因，如热毒、外伤、肿瘤、疫厉等所致的咽部溃疡性病变。此节病症为肝、胃二经火毒飞腾，以清热泻火，解毒消肿为法，局部吹药，辨证准确，所以每获痊愈。

纯白小舌

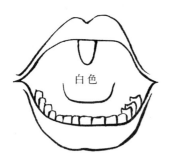

白色

此症因胃家积毒，小舌忽变白色，软大而痛。右关之脉洪沉。先用玉枢丹，每服七分，十服或五服。再用土茯苓煎汤代水，后用广疮药二十一服，银花汤送下。如胃脉不沉，反浮洪者，作火症治。用六味汤加生石膏三钱，酒炒黄芩二钱，山栀一钱，车前子二钱，木通一钱，滑石二钱，葛根二钱二分，天花粉一钱五分，山豆根二钱二分，二三服。即此一症两治之法也。临症必详脉理，然后下药为妥。

【点评】1. 玉枢丹的主要功效是解毒辟秽，消肿止痛，化痰开窍。常内服用以治疗中暑时疫，外用治疗各种疔疮疖肿、无名肿毒。也可用于治疗喉风、喉痛、咽喉梅毒等。

2. 广疮即梅毒。患者小舌突然变白，软大而痛，随时有阻塞呼吸和吞咽的危险，若右关脉洪沉，病情较重，可能为梅毒所致，脾胃积毒较深，所以先用玉枢丹，继用土茯苓煎汤代水，然后用广疮药。如胃脉不沉，反浮洪者，才可按一般的火症治疗。临症时必须鉴别清楚，然后处方用药。

悬旗小舌

悬旗风，生于小舌，下垂尖头变圆粗，如桂圆核大，红如樱桃。此因多食厚味燥酒，以致胃火郁盛而发。用六味汤加甘草五分，枳椇子二钱，赤芍一钱八分，河车二钱，二服乃痊。或肿处出血，吹金不换亦好。胃脉浮洪者是。

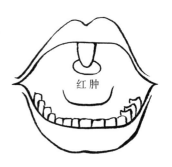

红肿

【点评】悬旗小舌是发生于悬雍垂尖部的血泡。其发病急骤，悬雍垂尖部粗大变圆，妨碍呼吸吞咽，又名悬旗风。如血泡长于口腔上腭，妨碍呼吸吞咽，则称为飞扬喉。病因为胃火炽盛，胃脉浮洪是其辨证要点之一。

杂喉门第八 七症图说

松子喉疔

松子疔，生于关内小舌两旁，或左或右，形如松子，淡红而硬，大痛艰食，背寒身热，两寸关脉紧盛，乃风火郁积之症也。用六味汤加苏叶、羌活、赤芍、连翘、山甲、河车各二钱，明日去羌活、苏叶二味，再

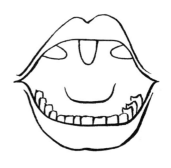

加乳香_{三分}、玉枢丹_{一钱}，研细，药水冲服，二日而愈，吹金不换药亦可。

【点评】1. 喉疗，指发生于喉关两旁或喉里之疗疮，以局部红肿、剧痛、吞咽困难，或身发寒热为特点。大多为外感风热或肺胃火热上攻咽喉所致。治宜疏风清热，泻火解毒，消肿止痛。

2. 喉疗较早见于《医学心悟·咽喉口舌齿唇》："喉疗形似靴钉，但差长耳。先用小刀点刺，随用冰片散吹之，以甘桔汤多加菊花煎饮之。菊花连根带叶，皆消疗之圣药也。每用四两，煎汤顿服，一切疗肿皆散，自然汁尤效。"

3. 松子喉疗属喉疗之一种，以其形如松子而命名。

走马牙疳

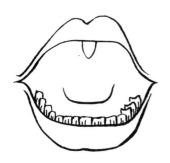

此症因脾胃积受热毒太重，初起牙肉先肿，日久腐烂，此为急症。齿落肉黑者不治，脉浮洪者生，沉细者死。如脉大有力，尚可用重剂救之，脉迟虚细，药石难投。故临症须详脉治之。初起未烂者，即针肿处出血，搽金不换。已烂者，不必行针，搽药照上，用川连、葛根、连翘、犀角、生地_{各二钱}，白鲜皮、甘草、象贝母、天花粉_{各钱半}，生石膏_{一两}，草河车_{一两}，入大锅内煎，服三四碗，连服三剂。如脉数、便结，加生大黄_{五钱}，生石膏_{一两}，或者有救，迟则不治。

【点评】1. 走马牙疳为口腔重危症。因其发病急骤、变化迅速，势如走马而得名。从其描述中推断，该病类似于西医学急性坏死性牙龈炎、急性牙源性骨髓炎、坏疽性龈口炎、口腔恶性肿瘤等。若治不得当或治不及时，可危及生命。

2. 此处提出判断该病预后的要点：脉浮洪、脉大有力者预后较好；齿落肉黑、脉沉细、脉迟虚细者预后不佳。

3. 作者对走马牙疳初起未烂和已烂时的不同治疗提出了详细具体的方法。

喉单

此症因肝风郁热，动气而生，关口上部下垂，根大头小，红色大痛。先针两边患上出血，吹金不换、漱六味汤一服，明日加柴胡、钩藤、赤芍、生地、丹皮、河车_{各二钱}，连翘、黄芩_{酒炒}、黄连_{各一钱}。多煎数滚，服即愈。

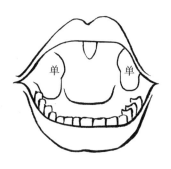

【点评】喉单的特点是关口上部下垂，根大头小，红色大痛。此处病因为肝风郁热，动气而生。治疗先针患处出血，再局部吹药、含漱。次日加清肝解毒、活血祛风药内服。方中赤芍、生地、丹皮，既能清热养阴，又有"治风先治血，血行风自灭"之意，甚为绝妙。此处河车应为草河车，清热解毒。

喉菌

此症因胎毒所致，或因心胃火邪，生于喉内如菌样，故名喉菌。

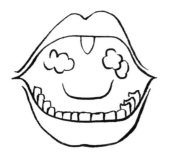

不可用刀针。服黄连解毒汤、玉枢丹可使其不发，然未见全退者。

【点评】1. 喉菌，在现代中医学中多指以声音嘶哑、咽喉异物梗阻感、咽喉新生物如菌样为临床特征的咽喉疾病，可伴有咽喉疼痛、咯痰带血、口气恶臭、颈部恶核、吞咽梗阻等症状，类似于西医学中咽喉部恶性肿瘤。

2. 本节所指喉菌，"生于喉内如菌样，故名喉菌"。受当时检查条件所限，肉眼只能望至口咽部而不能直视喉或喉咽部，古代中医学中咽与喉未能区分，常混淆一体。因此，本节中所谓喉菌可能与现代概念不完全相同。

喉瘤症

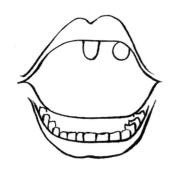

此症因恼怒伤肝，或迎风高叫，或本源不足，或诵读太急，以致气血相凝，生于关内，不时而发，治以调本养源之药，玉枢丹、地黄丸俱可常服，难许速痊，外吹雄黄消痰药。

【点评】喉瘤指生于咽喉部之肿瘤。因古代咽和喉常并提或互称，因而此处喉可能包括现代解剖学之咽和喉。咽喉肿瘤可因情志内伤、外感风邪、用嗓不当、气血不足等致痰凝气滞血瘀而成，其病程长，易复发。早期可无明显症状，随瘤体渐大而妨碍呼吸、吞咽，药物治疗难于速愈，对此张氏早已独具慧眼。现代已认识到如果瘤体过大，尚需手术治疗。

叉喉瘤

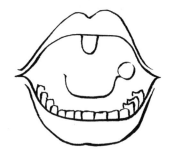

喉瘤亦有生于关外，亦名曰瘤，故法□以著症同，而地部异耳。治法如前。

左阴疮

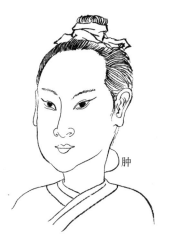

肿

左阴疮生于颊车之下，内热外寒，皮色不变，身发寒热，肿大如鳗鲤，俗名鳗鲤瘟也。用六味汤加万灵丹一服，同药化下，如变红色，用喉痛药治。便结加生大黄三钱，玉枢丹亦可服。症属少阳，用柴胡、牛蒡子汤兼六味汤漱之。

【点评】本节所述左阴疮，病变部位在左侧颊车之下，局部肿大如鳗鲤，皮色不变，伴恶寒发热。此症可见于腮腺病变，如病毒性腮腺炎和化脓性腮腺炎、腮腺囊肿、腮腺肿瘤等。其中，病毒性腮腺炎具有传染性、流行性，病因为疫毒侵袭。作者在咽喉治法总要中已有记载，可参。

右阴疮

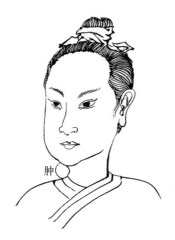

肿

右阴疮，治法同前。

【点评】右阴疮发病部位在右侧，治法同左阴疮。

喉科秘诀

破头黄真人　撰

贾德蓉　田　理　点评

目录 | Contents

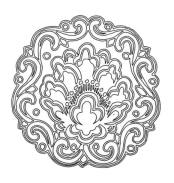

全书点评

一、成书背景及主要内容

《喉科秘诀》为近代喉科专著，由破头黄真人撰，经民间辗转传授，刊行于 1922 年。该书系中医历史上为数不多的喉科专著之一，书中重点介绍了 22 种喉症的证治方法和经验用方，为其中急重症的表现、治疗和预后提供了非常宝贵的经验，对咽喉各症病因、证候之认识颇有深意，其立法、处方及用药切于实际。全书言简意赅，重点突出，一直以来对咽喉科临床都具有重要的指导意义和实用价值，无论对初学医者入门、进阶或已习医者积累经验，均有裨益。

该书成书于 1922 年，在此之前的清代，随着医学的发展和几次疫疠大流行，40 余种喉科专著相继问世，其中，较为著名的有《喉科指掌》《尤氏喉科秘书》《咽喉经验秘传》《重楼玉钥》《经验喉科紫珍集》等。这些专著的学术思想和临床经验对《喉科秘诀》的问世有着深刻的影响，如该书提出的喉风二十二症，其中相当部分是前代诸医家明确提出的，书中所载部分方药，如败毒散、防风通圣散等，也沿自前人。但该书在前人的基础上有所创新，如立神、圣、功、巧四大法；有特色，如以方论证，随证立法，巧施针药，重方药归经，针药并施、内外合用，切于实用等。以方论证、重方药归经更是该书亮点。

全书分上、下 2 卷。上卷以文字和歌括相结合，重点介绍治咽喉验方：神字号玉华散、圣字号通利散、功字号积雪膏及针灸方法——巧字号定风针，并附风热喉辨方、积热喉辨方、痰热喉辨方、虚热喉辨方等 4 个辨方和针灸须知、针灸穴位插图。下卷分别介绍 22 种喉风证治，附方 44 首，并附坏症须知。

二、主要学术思想及特点

1. 强调辨证施治、随证变通的重要性

提出治疗咽喉疾病的关键是辨内外二因及明五行生克。认为咽喉病的外因主要为外感六淫之邪，内因主要为饮食煎炒、热伤肺胃及房劳伤肾、郁怒伤肝等。而咽喉各症之证型归纳起来无非风、积、痰、虚四种，故与此相应地将咽喉病症归纳为风热喉、积热喉、痰热喉、虚热喉四类，并给出每一类喉症的辨方。所谓辨方，就是"认证用方"，在辨证的基础上选方用药。作者别具匠心，细致入微地指导学医者辨识病证、审证求因、审因论治，并强调只有如此方能获得好的治疗效果。所立各证辨方包括病症表现、所属经脉、随证用法（内服、吹药、针刺）、常用方剂等内容。指出用方的关键依据是病位深浅、病性虚实、病情轻重，治疗时须灵活应用，随证变通，若在没有辨明病症的情况下就贸然用药，会使病情由轻变重，难于救治。

首次在喉科专著中运用五行生克关系阐明五脏间的相互联系。五行生克学说是中国古人创造的一种哲学思想，被广泛运用于医学领域，成为中医学的重要组成部分。但在著者生活的年代，将五行

生克理论应用于咽喉疾病的治疗者屈指可数，在喉科专著中用五行生克关系阐明五脏间相互联系者尚属首创。此既为该书特点，也是其亮点。

2. 强调辨证求因，审因论治

提出"病有浅深实虚，必究其因而治之"。在辨证选方的基础上，根据咽喉病症的特点，立"神、圣、功、针"四法。神字号玉华散，"专治咽喉三十六症，一切鹅肿并用之"；圣字号通利散，"治毒气秘结，大便不通"，临症当"看患者虚实用之"；功字号积雪膏，用治"病人沉重，喉窍俱塞"者，即咽喉重症；针法，突出一个"巧"字，即根据病情轻重、辨证虚实情况把握用针时机，并有验案说明。书中多处强调"看病深浅""随证变通"，足见作者对辨证论治的重视。

3. 巧施针药

从上卷"巧字号定风针"已知"巧"之寓意。下卷22种喉风证治中，亦不难看出其治法上的"巧施"与别具匠心。如治单鹅风，"经二三日，寒热，不能吞咽。先服防风消毒散一二剂，如不退，用针至无血，用毫猪箭消毒散，即遇有余症，皆可服用"。此乃根据病情发展的不同阶段、不同转归，巧施针药的范例。

4. 重视方药归经

上卷四类辨方中，每证除证候表现外，特别指出其证所属经络，而选方用药则是"随证"，并按经络归属而定的。如"风热喉……属肝、胆之经""积热喉……此症属心经、三焦之火""痰热喉……症属肺、胃之经"，此观点不仅强调辨证施治的重要性，更涉及经络相关理论，反映了医者坚实的医学功底，同时又对方药归经有较深的认识。在耳鼻咽喉疾病治疗中，如此重视方药归经者，首推此书。

5. 突出综合治疗

该书从咽喉病论证、立法大要，到具体病症处方，自始至终体现针药并施、内外合治的特点。

突出针药并施。卷上针灸须知中，对针灸选穴、定穴、穴位禁忌、行针手法、针刺时对患者的要求、针后注意事项等均有较为详细的说明，并附有插图。22 种喉风证治中多处提及"针刺去瘀血""针其血"，如单鹅风中提到"安针"；斗底风"针其筋头，令血出"；木舌风"针刺去瘀血"；重舌风"针刺舌下两旁赤筋，去血"；大喉风"少商穴一针，男左女右，有血者生，无血者死"等，均是针药并施的具体体现。

注重内外合治。全书附方 44 首，有内服方药，也有不少外用药物。22 种喉风证治中，涉及外治法多种，包括吹药、点药、外敷（酒敷、醋敷）、清洗、搽擦等。如单鹅风"用盐草根、矮荷根含之"；双鹅风"生胆矾含之"；重舌风"将神药末点舌筋头上"；牙蜞风"用神药末吹之"；飞鹅风"吹真喉末"；双缠风"外用胆酥丸，磨热酒敷之，或用山慈菇磨酸醋敷之"；悬疳风"信石五分，入枣肉内，存性，为末。搽擦患处"等。以上内容清晰明确，便于初学者掌握。

三、学习要点

1. 重点学习作者审证求因、辨证施治的学术思想和随症选方、灵活变通、多种治疗方式结合运用的临证思维方式。

2. 熟悉神、圣、功、针四法的适应证及代表方剂，掌握四类辨方的主证、脏腑归经及常用方药。熟悉 22 种喉症的临床表现特点，包括病因病机、发病部位、症状体征、舌苔脉象等，注意区分各喉症在病位、症状、命名等方面与现代临床的异同，领会作者遣方用药的深意。

3. 对书中所列急重症要结合现代中西医学和临床实际加以学习和区分，给予足够的重视。

4. 在学习中要注意用发展的眼光看问题，要继承发扬其优良传统，学习其宝贵经验，同时，针对古今认识有差异的具体疾病，需要结合临床实际。

贾德蓉　田理

2019 年 2 月

弁言 | ⦾

　　破头黄真人者，不知何许人，所传《喉科秘诀》一书世鲜能知，而宫、姜、周三先生者，亦不可得而闻焉。余家四世业医，先代有游惠阳者，有游闽峤者，足迹所及，交游颇广，留传医籍，大都先贤遗著。兹所检得抄本一帙，亦属罕见之作。晚近喉科之书，如郑梅涧先生《重楼玉钥》，张善吾先生《白喉捷要良方》，杨龙九先生《囊秘喉书》，吴氏之《咽喉二十四症歌诀》，张氏之《咽喉七十二症图说》，曹炳章先生之《喉痧证治要略》，张若霞先生之《通俗咽喉科学》，于喉科症治，类多阐发，然得真人之孤本而读之，则撷精摘粹，别具深心，要语不烦，切于实用，洵为初学之入门，而喉科所资，为能考者也。是乌可任其湮没而不彰欤？爰亟校录一册，邮寄医社裘公吉生，俾刊传于世，公之天下，并此数言，聊志颠末云尔。

时中华民国十有一年八月十八日大埔何光约明谨书
于南洋槟榔屿大山脚杏和堂医寓

　　【点评】"弁言"，即前言，对《喉科秘诀》一书给予了高度的评价和赞赏。《喉科秘诀》作者为破头黄真人，其真实姓名和身份至今仍未清楚，民国时期知道《喉科秘诀》一书的人很少，刊者得到的也仅为一帙手抄本，认为其实属罕见之作。因其为"秘诀"，故尤显珍贵和绝妙，也更凸显其意义和价值。

刊者将《喉科秘诀》与当时流行的数种喉科专著进行认真比较之后认为，晚近喉科书籍中关于喉科疾病的证治，大多把重点放在阐述和发挥上面，而《喉科秘诀》则择取精粹，独具特色，重点突出，简要适用。对于初学者入门，或有一定临床经验者进一步提高都有帮助。

卷　上

喉科大要，须辨内外二因及明五行生克。如外感六淫之邪，痰火上壅而为病。内伤饮食煎炒，热伤肺胃及房劳伤肾，郁怒伤肝。其中五脏生克，如金克木，则宣其肺，当补其肝，木得和而病即安。木克土，则宣其肝，当补其脾，土得安而病自愈。土克水，则宣其脾，当补其肾，水得润而病自已。水克火，当滋其肾，而养其心，火得暖而病自痊。火克金，当泻其心，而补其肺，金得润而病自除。故病有浅深实虚，必究其因而治之。爰定神、圣、功、巧四字，随证化裁可也。

【点评】1. 该处提出喉科疾病的诊治要点是辨内外二因和明五行生克。指出咽喉病的外因主要为外感六淫之邪，内因主要为饮食煎炒、热伤肺胃及房劳伤肾、郁怒伤肝。

2. 在咽喉科专著中明确将五行生克理论应用于咽喉疾病的治疗者，本书尚属首部，这也是该书的亮点。

3. 强调"病有浅深实虚，必究其因而治之"，是对中医"辨证求因""审因论治"原则的继承和发展。

4. 推出"神、圣、功、巧"四个经验治法及方剂，供临床加减运用。

神字号玉华散

专治咽喉三十六症，一切鹅肿并用之。

血竭_{三钱} 白矾_{一两} 芒硝_{一两} 乳香_{五钱} 没药_{五钱} 硼砂_{五钱} 雄黄_{三钱} 麝香_{一分} 冰片_{五分}

共为细末，秤过，每两加入胆矾一分，俱系生用，不须制。

歌曰：血雄三钱麝一分，五钱乳没硼砂同，矾硝一两一分胆，片脑细末用五分。

【点评】1. 神字号玉华散为该书作者所立治疗咽喉疾病的方剂之一，具有活血化瘀、清热解毒、消肿止痛的作用。从药物组成及主要功效分析，该方应专为咽喉急症所设。

2. 散剂吹喉的特点是药效迅速、直达病所。除散剂吹喉外，在卷下"二十二喉风"中，还述及多种外治法，由此可见，内外结合治疗咽喉疾病是该书特点之一。

3. "咽喉三十六症"，最早见于清代《重楼玉钥》。该书由郑宏纲根据家传并结合自己临床经验撰写，后经其子郑枢扶整理补充，由冯相棻刊行于清道光十八年。原书为"三十六症喉风"，以风冠名，是因《经》曰"风者，百病之长也"，又曰"风者，善行而数变"。正如清代佚名《咽喉总论》所谓："三十六症皆名于风，本乎经也。"清代杨友仁《秘传喉科要诀》也谓："原夫风之为患，好攻于上，故咽喉三十六症，皆以风名焉。"

4. 此处鹅肿应指各种乳蛾。乳蛾为喉核病变，因喉核肿起，形似乳头或蚕蛾而得名。

5. 作者认为本方治疗各种咽喉疾病取效神速，故命名为"神字号"。

圣字号通利散

治毒气秘结，大便不通，原名败黄散，有泄者当忌之。

白矾五钱　芒硝三钱　雄黄三钱　巴豆一钱，去壳，净油

共为细末，看病浅深，一遍或用三匙调和，温服。取其通利大便二三次，看患者虚实用之。或炼蜜为丸，如龙眼大，调温汤下，取泄立效。

歌曰：败黄巴豆散，油壳去一钱，雄硝三钱足，矾是半两间，炼蜜为丸用，通利病即痊。

【点评】1. 圣字号通利散也为该书作者所立治疗喉症之方。文中所述"毒气秘结"，乃热毒之气积聚肠道之意。

2. 通利散，以通为用。该方除直接用明矾、雄黄泄热解毒外，更加芒硝、巴豆泻利通下，通过通利大便，达到泄热利咽的目的。用于治疗咽喉病热毒结聚、大便不通之实证，有釜底抽薪之意。

3. 应用本方，应根据病位之深浅、病证之虚实来决定用药剂量和次数，以大便二三次为度，中病即止，以免损伤正气；若患者原本患有泄泻，则恐为虚证，当忌用本法。

功字号积雪膏

量病轻重，用前神药末，加入胆矾五分。若出脓，加入熊胆一钱。若病人沉重，喉窍俱塞，可入一钱；轻者可用二三分。若病人心烦颠倒，口出鬼言，可入朱砂五分、竹茹五分，即安寝。

【点评】1. 功字号积雪膏是根据病情轻重，在神字号玉华散的基础上加味而成。一般情况下加胆矾五分；若出脓，或病重，加熊胆一钱，病轻者加二三分。熊胆性味苦寒，能清热解毒，消肿止痛，保肝利胆。因为熊属国家保护动物，目前熊胆已被其他类似功效的药物取代。

2. 本文中患者心烦颠倒，口出鬼言，此为痰热扰乱心神，故加朱砂、竹茹清心化痰，重镇安神而收其功。

巧字号定风针

巧者，取针去血，并无乱刺，当针则针，不当针则止。遵范九思之针灸法，看病深浅如何，随证变通为巧。若浅者、虚者，偶然针愈，不知针之毒，随或反害者有之。宜针不宜针，可自斟酌为之。鹅疮有黄白者，头上可针破，敷神药末捕脓。血出者，不可乱刺，不用神药末，用真喉末可也。

【点评】1. 巧字号定风针，为针刺疗法。其用意有二：一为取针去血，类似今之放血疗法，用于咽喉疾病发热者；二为针刺排脓，用于咽喉痛肿脓成者。

2. 此处之"巧"字，根据作者意思可以理解为：方法得当、时机成熟、辨证准确、运用灵活。从文中还可看出，定风针多与吹药、口服药物配合使用，是针药并用、内外结合的集中体现。

一病者，如喉中忽然生单鹅或双鹅，多起于睡醒觉之，或起了二三日，微碍，遇热而触动，即时碍气难吞，牙关紧合不开，将神药末一匙挑入牙关内，左右俱用药二遍，痰即开。一刻间，再吹神药末，含得为水。先遍咽下含，次遍为水，口吐撒，再用药三遍方可。看内病如何。若疮形红肿，只用神药末吹之自消。如潮热憎寒不退，急用通利散三匙泻之，用连翘消毒饮数服。不拘时候，时时服之，败其毒也。

连翘消毒饮

连翘—钱　升麻五分　防风五分　荆芥四分　僵蚕—钱　全蝎四分　牛蒡五分　白芷七分　黄柏—钱　黄连—钱　桔梗五分　薄荷五分　甘草五分

水二碗煎服。炳章按：如舌尖赤，喉间赤或紫，午后疼痛增剧，便燥结，虽有身热，宜辛凉横开，如升、防、僵、蒡、白芷，皆在禁例。有热加柴胡七分炳章按：柴胡宜改桑叶、黄芩七分。有痛不止要加乳香三分、没药三分。小便不通加木通七分、车前子七分。有痰盛者加半夏七分、栝蒌七分。

【点评】1. 以上是作者应用神药末(即神字号玉华散)的经验之谈，包括用药方法、时机与合并用药。

2. 患者忽然生单鹅或双鹅，病程短，起病急，妨碍饮食吞咽，张口困难，身发寒热，颇似现代中医喉科学之乳蛾及其并发症喉关痈。证属实热，所以遇热而触动。作者指出，若疮形红肿，只用神药末吹之自消，如病情较重，高热不退，可急用通利散通便泄热，同时口服连翘消毒饮疏风解表、清利咽喉。

3. 连翘消毒饮之方名最早见于明代《外科正宗》，但其中药物组成与此处不同。该方可能为《喉科秘诀》作者所创，具有疏风解表、清利咽喉之功效。后人常以此方为基础，加减运用。

一病喉内生鹅，烦热憎寒，内如粟壳，黄疱疮连烂口舌，即用神药末吹鹅中，此是毒风之极。然亦无妨。只须五六日，迟退痊矣。脉浮洪者，宜用败毒散服之。若脉沉实，用败黄通利散三匙。脉浮洪或沉有力，俱无害。

败毒散

牛蒡七分　荆芥五分　元参一钱　赤芍五分　柴胡五分　桔梗一钱　甘草五分　白芷五分　炳按：柴胡、桔梗、白芷，辛温升提，皆宜慎用。

若毒盛加升麻五分，葛根五分。有潮热者，加苦参根五分，黄芩、黄连、防风各五分。若腹胀闷乱，发热秘结，加大黄二钱，芒硝一钱同煎。利三五遍，即止。余不拘服。

[点评] 1. 以上是作者用神药末治疗喉内生鹅重症的经验。虽为重症，但作者认为只要用药得当，五六天即可痊愈。

2. 脉浮数者，邪在肺胃，宜表里双解，用败毒散。该方虽称为败毒散，但其组方中具有解毒作用者少，主要是疏风解表、活血利咽之品，适宜于咽喉热病早期，邪尚在表，或未完全入里者。一旦邪热入里，须改用败黄通利散，或去辛温升提之药，加清热泻火、解毒消肿药；发热便秘者，为热结肠道，腑气不通，所以加大黄、芒硝泄热通腑、引热下行。

一病舌下另生一舌，如莲花者，名为莲花舌，又名重舌，又名木舌。舌大长硬，俱用神药末点之。若沉重者，频频擦舌，及教病患自己咬住舌，露舌在牙外，看真，用三棱针针去四五路血后，点神药末擦舌为妙。又有紫筋二条，针开出血，用神药末吹之。炳章按：此症皆由肝肾亏、心火旺，宜服滋营养液汤剂，效更速。又用米醋半碗，调真喉末含之，吐出再含，以消为度。

真人吹喉散

煅硼砂一钱　寒水石七分　雄黄五分　上冰片六厘
共研细末，收贮听用。若喉疳臭烂，加地鸡一分即水缸下地蝉子，瓦上焙枯，麝香五厘，牛黄七厘。

【点评】1. 以上是神药末在舌病(重舌)的运用。治疗重舌可单用神药末，病情重者频频搽舌或配合三棱针刺血，或再用米醋调真喉末(即真人吹喉散)含之。

2. 吹喉散在《太平惠民和剂局方》《外科正宗》中都有记载，但处方组成各有不同。真人吹喉散应首见于《喉科秘诀》，为局部外用制剂，用于重舌、喉疳、单蛾、双蛾等病。

一病崩砂漏齿风，亦有潮热。只用神药末加蜜蒸过，调涂含咽，津满口，吐撒。用防风、荆芥、白芷三味，煎水，洗净用药，擦牙关即活。又将舌洗去毒。此病不妨。如有牙边红肉生出来，去硝矾二味，加入胆矾一钱，同用神效。亦用败毒散，或食，或洗，俱用无患。如有腹满、腹紧，亦用通利散。若不敢通，只用连翘消毒饮服之。若孕妇，用神药末，勿吞，只可口含，吐出来。入麝香，吞无忌。

一病牙关，内生有肉，遮过牙，口又难开，却用神药末挑放牙上，开其牙窍，然后用针剔破其肉，即用神药末敷破处即愈。再看牙关内，有红筋一条，入牙关，不能开，用瓦刀割断其根，待血出，再用神药末吹之。

一病喉风，连年起一二次不断。其根原者，用范九思之针灸法，男左女右，在大指本节后一寸，用艾灸三壮，即断其根。此穴不可轻用，慎之慎之。

光按：神药末，即神字号玉华散。真喉末，即真人吹喉散。

【点评】1. 以上是神药末在齿病(崩砂漏齿风等)及喉风的运用。临证常根据病情单独使用或与败毒散、通利散、连翘消毒饮、针刀、针灸等合用。

2. 从以上多个案例可以看出，作者对神药末的运用灵活自如。该方被作者用于治疗多种咽喉及口舌疾病，如重舌、乳蛾、喉关痈、崩砂漏齿风、牙病、喉风等，临证时常与通利散、真人吹喉散合用，且常配合外治法、内服药物(连翘消毒饮、败毒散)及针灸。

周诗先生曰：夫咽喉者，乃五气呼吸之门户，五味输纳之道路也。盖咽者，咽也，咽纳水也；喉者，候也，候气之出入也。有风、积、痰、虚四字所伤，病由此生，而轻重可较焉。夫气之出入，有顺有逆，外有六淫时气之邪，内有七情饮食之伤，其中又有虚实。故内因七情过度，则主不能安而神劳，神劳则相火动，火动痰生则气郁。而火变痰于咽嗌，单鹅、双鹅、梅核诸症蜂起，乘外感之邪热触动而作矣。学人可认证候，方法施治，以期得效。三十六种，名虽不同，四字之说，甚为便当。若不识其症，妄施药饵，轻变为重，实难救疗。且咽喉系危急之症，不可轻忽，可用心救人，阴骘非轻。当取则取，不当取者，可以行阴骘，天必佑之。

【点评】1. 此处将各种咽喉疾病的病因高度概括为四字：风、积、痰、虚。认为咽喉疾病虽有三十六症，病名各有不同，症状各有轻重，但均可根据病因归纳为风热喉、积热喉、痰热喉、虚热喉四类。临证时须辨证施治，才有望获得满意的疗效。反之，则使病情加重，甚至危及患者生命。

2. 作者接诊的病人以热证居多，或可能受前人或当时"咽喉诸病皆属于火"论点之影响，故将四类咽喉疾病均冠以"热"字。

3. 以下所附四类辨方，也是基于辨证理论而设立。貌似传授方剂，实则以方论证。以"方"为主题，阐明咽喉各症病因，教学者如何认证，以便随证选方，收获良效。

附：风热喉辨方

风热喉初起，牙关强闭，头面则肿，咽津则碍，憎寒壮热，属肝胆之经，生发顶鹅，双单鹅，每日宜用真喉末吹二三次，每次三匙，内服泻肝通圣散一剂，以泻为度。如不泻，连进几次，用消风活血汤数剂，若泻后，对时不宽，急用三棱针刺去鹅顶毒血，只三五针。随后又点药末。若喉紧急，即以针刺毋待，次日活法行之，此乃肝胆经症。牙关闭疼，壅盛而死，或改用皮硝散急吹用之。

泻肝通圣散

归尾四分　黄芩七分　僵蚕五分　赤芍五分　桔梗一钱　甘草五分　石膏二钱　大黄生二钱，熟二钱　芒硝一钱　枳壳七分　黄柏七分　升麻三分葛根四分　防风四分　荆芥四分　胆草四分　生姜一片

水一碗，煎七分，空心温服，令泻为度。如不泻，再进本药一剂，后方服消风凉血汤。炳章按：此证去升、葛、桔、防、生姜，加鲜大青、丹皮、桑叶、银翘等，则效更捷。

消风凉血汤

白芍七分　黄芩一钱五分　鲜生地二钱　桔梗一钱　荆芥五分　防风六分栀子五分　僵蚕四分　黄柏七分　黄连三分　甘草三分　归尾五分　花粉六分银花五分　山豆根五分　升麻三分　薄荷三分　生姜一片

水二碗，煎七分，空心服。炳章按：升、防、桔、生姜，喉症皆当慎用。

千金皮硝散　风痰盛者必用此方。

皮硝一两，用铁铫，炙过，以干为度　砂仁二钱，去皮膜　海螵蛸二钱，去净粗壳　硼砂生一钱，煅五分　雄黄一钱五分　朱砂一钱五分　冰片二分　直僵蚕八分　麝香五厘　郁金五分　白矾一钱六分，生煅各半

【点评】1. 提出风热喉的病因、证候特点、辨证归经、内外治法、随证选方。

2. 泻肝通圣散以僵蚕、升麻、葛根、防风、荆芥疏风解表；黄芩、石膏、黄柏、胆草泻火解毒；大黄、芒硝泻热通腑；归尾、赤芍活血散瘀；生姜既可解表，又可防过分寒凉。用于风热喉初起，以泻为度。如不泻，连进几次，或泻后症状不缓解，说明病机深入，邪热入于血分，气血壅滞。宜用消风活血汤或急用三棱针刺去鹅顶毒血。

3. 基于辛温升散可致热毒扩散之考虑，有医者提出热证患者应慎用升麻、防风、桔梗、生姜、葛根等。

4. 作者认为本证须内外兼治、针药并用。牙关闭痰，风痰壅盛者，必须用千金皮硝散急吹，或可救命。千金皮硝散功能祛风痰，化瘀血，解热毒。

附：积热喉辨方

积热喉初起，多有夜半睡觉，咽津碍气，牙关强而不开，鼻气觉有些烧，痰涎壅黏，壮热多，憎寒少。此症属心经、三焦之火，生发顶，双单鹅亦宜。每日吹真喉末二三次，每次三匙，出痰多效。内用泻心通圣散一剂，次用清膈凉血汤数剂。若泻心通圣散服后大泻，不用多服。若无多泻，再进本药一剂，方可吹药。一日不宽，急用三棱针刺去鹅顶毒血，三五针。吹喉药，点之毋得迟延。日久自溃烂变成牙疳，虽不至死，臭恶半年不愈。故当速治。又恐延迟日久，兼胃虚之人，毒攻心胃，可谓快杀。此宜深察趋行，勿怠也。

泻心通圣散

黄连一钱　犀角五分　栀子五分　桔梗八分　甘草三分　枳壳五分　黄芩一钱　升麻四分　葛根五分　生地五分　白芍五分　石膏一钱五分　大黄生一钱，熟二钱　芒硝一钱五分　归尾五分　麻黄五分　生姜一片

水二碗，煎八分，空心服。令泻为度。若无泻，再进一服，后服清膈活血汤。炳章按：此证多得心经实热与时气风火为症，升、葛、麻、姜、梗等温升，皆忌，宜加辛凉散风药为要。

清膈活血汤

黄连一钱　麦冬二钱　连翘一钱　栀子五分　石膏一钱　桔梗八分　黄芩一钱　甘草三分　归尾五分　升麻三分

水二碗，煎七分，温服。炳章按：升、桔宜换为桑叶、丹皮、紫花地丁草、鲜大青等更佳。

【点评】1. 提出积热喉的病因、证候特点、辨证归经、内外治法、随证选方。

2. 积热喉除局部表现外，尚以壮热多、憎寒少为特点。病机为心经、三焦之火。如果病在牙关，日久可发展成牙疳，因此须速治。

3. 泻心通圣散以黄连、犀角、栀子等入心经、泻心火之药为主，切中病机。该方服后大泻，不可久用，以免耗气伤津。

附： 痰热喉辨方

痰热喉初起，不常有痰黏，咽吐津，咽干，得茶汤润而出之。无触不患，过适口热物，饮食过伤，火动击搏，致令不清，而成喉痛。痰涎大多，亦略憎寒壮热，生发顶双单鹅。症属肺胃之经，每日宜用真喉末吹二三次，内服消痰降火汤数剂。大便秘结用通利散三匙温服，然后服消痰降火汤。若热盛，用防风通圣散一剂，亦可随症用之。

消痰降火汤

花粉二钱　元参三钱　白芍一钱　枯芩一钱　桔梗一钱　甘草五分　山豆根五分　半夏五分　白茯苓一钱　知母一钱　桑皮一钱　黄连五分

水二碗，煎七分，空心服，后用败黄通利散泻之。

防风通圣散　治一切初发喉风。

先服一二剂，取通利为度。后用消风活血解毒汤。若虚喉，不可服。宜照虚喉方治之。

桔梗二钱　防风一钱　荆芥五分　枯芩一钱　连翘五分　石膏二钱　大黄三钱，看人虚实加减　朴硝一钱　甘草三分　薄荷五分　白芍五分

水煎，空心服。服后以泄为度。不泄，再服一剂，泄后再服后方。

消风活血解毒汤

鲜生地一钱　银花五分　干葛五分　防风五分　荆芥五分　升麻三分
连翘一钱　枳实八分　归尾五分　赤芍一钱　桔梗一钱　山豆根五分　黄芩
一钱　栀子四分　苦参根五分，炳章按：升燥切不妄用，前批忝阅。

水二碗，煎八分，不拘服，要温服，多服无妨。

【点评】1. 提出痰热喉的病因、证候特点、辨证归经、内外
治法、随证选方。

　　2. 消痰降火汤以泻火解毒及化痰药组成。消风活血解毒汤
则以活血消风解毒见长；防风通圣散为表里双解之剂。

附：虚热喉辨方

虚热喉初起，其势不急，微微缓缓，咽津觉得干燥，吞气些碍，
无鹅无肿，满喉或红或紫，此乃命门相火上冲为害，症属肾水枯竭，
命门相火煎急肾阴，不能降之。故虚火冲喉，微碍痛，不恶寒，独怕
热。不宜吊药，恐损津液，无益反损。只宜含生津润肺丸，缓咽下，
并服滋阴降火汤数剂为善，不宜针吊吹药。

滋阴降火汤

生地二钱　元参二钱　天冬二钱　白芍一钱　麦冬二钱　盐柏一钱　桔

梗一钱　枯芩一钱　栀子七分　甘草三分　知母一钱　山豆根五分　丹皮一钱　泽泻一钱　薄荷五分，自汗不用

水二碗，煎八分，空心服。炳章按：肾虚阴火上炎之症，宜导热归下，如景岳玉女煎加元参等最好。方内桔梗升提，载药上行，为最忌。

生津润肺丸

硼砂三钱，生煅各半　寒水石二钱　山豆根二钱　五味子一钱　甘草二钱　枯芩二钱　乌梅一钱　薄荷三钱

上冰片二分，共研细末，蜜为丸，如龙眼大，含化，咽下，生津降火。

【点评】1. 提出虚热喉的病因、证候特点、辨证归经、内外治法、随证选方。

2. 虚热喉的病因病机为肾阴虚损、阴虚火旺或热伤肺津，所以分别给予滋阴降火汤和生津润肺丸治疗。同时提出虚热喉不适宜用吊药，以免损伤津液，对病情无益反而有害。吊药方组成可见下节，该方具有辛温发散、催吐之功。

附：针灸须知

百会穴一针。前顶穴一针，亦用三针。后顶穴一针，亦用三针。颊车穴一针，亦用三针。左右俱针亦可。风池穴一针，男左女右。少商穴一针，合谷穴一针，列缺穴一针，曲池穴一针。俱男左女右。

中指定同身寸用为上肢之尺度图

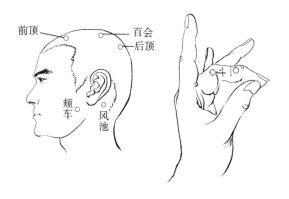

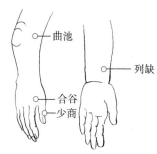

男左女右，手中指第二节，屈指
两纹尖相距为一寸

光按：百会居头之正中。前顶在百会前一寸五分。后顶在百会后一寸五分。颊车在耳之下。风池在发际之陷凹中，即颈后二大筋下部之外端。少商在拇指内侧爪甲根。合谷在食指与拇指基底部中间之陷凹处，孕妇禁忌。曲池在肘外辅骨之陷中，屈肘向胸，则适当其横纹端。列缺在手之内面，离腕之横纹一寸半。

凡临诸症，先从少商、合谷、列缺、曲池，以男左女右，各依针法刺之。若病重者，先从前顶、百会、后顶、风池、颊车诸穴针之，开通周身经络，使风热结邪得以消散，而血气流行。佐以奇药内治，自易收效。若针路无血，则风热壅盛，受邪深重，多致不救。

凡下针，用左手大指甲重切所针之穴，令气血开。教病者心专于内，不可外驰，然后下针，使针不伤荣卫。

凡用针，至穴孔，中病之处急出针。即以左手大指急按所针穴孔，勿令出血，是谓补法。若起针时，缓缓拔出，不用手按其针孔，令其出血，是谓泻法。大抵实证可泻，虚证宜补，或先泻后补，随证用之。

喉风用针灸法，虽能断根，永不再发。然亦有不戒煎炒热毒之物，以致一二年后复发一次，不可不知。故针后宜戒口，以免后患。未用针时，喉内先将散风药末吹之，然后用针。针后必将药末封针口处。如吹药后，针之不退，再用吊药吹之。

散风药方　吹喉并封针口用。

全蝎六分，用水洗净，去头足，童便制，秤足　　草乌一钱，去芦制　　薄荷一钱五分

三味为末。另用乳钵细擂极细末和入千金皮硝散一钱，加入冰片一分、麝香五厘。

吊药方

鹅腿草即剪刀铰根　　山大黄即水推沙根　　野南星即石蒜头

三味共磨水，吞下即吐。膈中之痰，吐中有发散之义。发散则出汗，故风从汗出。

光按：鹅腿草之名，本草未载。疑即鹅抱，待考。近年《卫生公报》发明天名精一物，以治喉痹肿痛，确有吐痰之妙。前贤李时珍，亦称其功效。山大黄，本草名酸模，味酸寒，杀虫治疥。野南星，即石蒜，味辛温，本草称其取吐，取汗颇良。

【点评】针药并用治疗咽喉疾病，是本书的又一特点，也是其对咽喉科的重大贡献。本节对咽喉诸症针刺治疗如何选穴及定穴、采用何种手法、选用针刺的时机、针刺治疗的作用、针刺的注意事项以及与其他方法的配合等都作了详细的记录，可见其对针刺治疗咽喉疾病的认识之深、经验之丰富。

附志

是书破头黄真人传授宫兰翁、姜白石，又传与周诗先生，周先生传与女婿林杏吾，再传黄春台，三传李元祯云。

卷 下

上卷发明四字，乃喉科总决，活法在人，兹将重要喉风二十二症，名且证治，胪列如后。

单鹅风

其风在喉内，一边作核，经二三日，寒热，不能吞咽。先服防风消毒散一二剂，如不退，用针针至无血，即安针。用毫猪箭消毒散，即遇有余症，皆可服。或用盐草根，即盐糟柏，或用矮荷根，即凉伞树，含之皆治。炳章按：此症必有郁火积痰，如羌、防、升麻、桔梗、川芎、半夏皆忌，宜避用。当加元参、川贝、昆布、海藻等味，以软坚化痰为安。

【点评】单鹅风指病变发生于单侧喉核或喉核周围，类似于西医学急性扁桃体炎或扁桃体周围脓肿。中医辨证属风热者，可服防风消毒散，配合局部针刺或局部用药。

双鹅风

其风在喉内，两边作核，吞咽不下，风热烦闷，口干，用盐草根、矮荷根及生胆矾含之立效。炳章按：亦须内服养阴清肺汤等剂。

【点评】双鹅风指病变发生于双侧喉核，余症与单蛾风相同，仅部位为双侧而已。证属阴虚者，又称为"虚火乳蛾"，多见于西医学慢性扁桃体炎，可以口含盐草根、矮荷根及生胆矾，内服养阴清肺汤等剂。

单口风

其风在喉内，肿满，却又不甚。有血筋三四路，如棉丝相似，令人口干，烦闷。此症宜有涎。先用胆矾点之，内服石膏汤清胃火也。

【点评】1. 从其描述中可见，单口风的特点是发生于喉内，局部肿胀不严重，"血筋三四路"可理解为局部血管扩张，此与现代中医咽喉科学中喉风的概念不一致，而与喉痹颇相类似。此处的"喉"可理解为现代解剖学之口咽部。在古代，由于检查手段的局限，常咽、喉混称，肉眼能直视者，多为口咽部。

2. 本病证属胃热者，可局部点胆矾，内服清胃火的石膏汤。

3. 胆矾有祛腐解毒、催吐的作用，古人常用以治疗喉痹、喉风、口疮之痰涎壅盛者。

松子风

其症在喉内，生肉鳞四五个，或在喉咙两边，或在舌上，如松子一样，不能吞咽。先吹神药末，数次后，针其血。若生六七个，不治。

【点评】根据此处松子风发病部位及局部特点的描述分析，本病可能类似于咽部角化症或扁桃体脓肿，或可见于咽喉部肿瘤及结核性肉芽肿表面有伪膜者。若肿瘤、肉芽肿较大，或数目较多，不仅会导致吞咽困难，同时可阻塞气道，引起呼吸困难，甚至危及生命，应予以高度重视。

搭颊风

其风在右边，面肿，牙关紧急，不能饮食，头痛寒热。可用针法，并吹金银二消丹即金锁匙、银锁匙，**此症难愈**。炳章按：宜内服散风消肿，豁痰清火之剂。

【点评】1. 引起面部肿胀、张口困难、饮食障碍并伴有头痛、身发寒热的疾病，多为牙齿或颌骨病变，如智齿冠周炎、牙源性上颌窦炎、颌骨骨髓炎等，以实证、热证居多。

2. 金锁匙、银锁匙为方剂名称。银锁匙，首载于清代《重楼玉钥》，由天花粉、玄参组成，功能止烦渴、退口烧，用于喉风心烦，口干作渴。但此处银锁匙的组成与《重楼玉钥》中不同，可能系《喉科秘诀》自创，金锁匙亦为《喉科秘诀》自创。此二方药物组成见附方。

外锁风

其风在耳边，近顶，生核至颈上，其核赤肿，两路交通喉下，身发寒热。用药吐之即愈。鹅腿草及山大黄、野南星根最良。三味共擂，吞之即吐。此症不甚为患。炳章按：此症亦宜内服消痰软坚清热之品。

【点评】1. 外锁风属于锁喉风的一种。锁喉风在明代张介宾《景岳全书》卷二十八中曾有记载，谓："咽喉肿痛，饮食难入，或痰气壅塞不通者，皆称为锁喉风。"此类证候在西医学扁桃体周围脓肿、咽后壁脓肿、咽旁脓肿、智齿冠周炎等病中可见。现代中医学专门将其中呼吸困难、牙关紧闭、发病急骤、来势凶猛、病情险恶者称为锁喉风或急喉风，类似西医学急性喉阻塞。

2. 锁喉风尚有内肿锁喉风与掩颈风之别。古人将咽喉肿痛，内塞不通，外无形迹，吞咽、张口、呼吸困难者，称为内肿锁喉风。如清·张宗良《喉科指掌》卷四内肿锁喉风："此症因肺胃两经阴阳相结，内塞不通，外无形迹，喉间痰喘。"而将颈部红肿胀满，而咽喉部无红肿，或肉眼无法明视红肿，但饮食、呼吸及张口不利者，称为掩颈风。如清·沈善谦《喉科心法》指出："不分左右，其肿痛腐烂，皆是在颈内，喉中并不现形，最为恶候。"

3. 此处外锁风病症特点与掩颈风相同，应属同一疾病，颇似西医学咽旁脓肿、卢德维颈炎。

斗底风

其风初发，必生寒热，喉门两旁有三五红点者是。胸前有青筋，两路横过，或有红筋直下，可将针针其筋头，令血出，以神药末救之。其症十无两愈。

【点评】斗底风的记载，可见于清·郑梅涧《重楼玉钥》，指咽喉肿痛、胸前红肿、吞咽不利的病证。与西医学中颈前脓肿、颈胸部蜂窝织炎等相似。该病大多病情险恶，预后不良。

木舌风

其风舌硬赤肿，不思饮食，重者不能言语，口干。用神药末一次，再用巴豆三生散，点舌筋头即愈。若不愈，令病人咬定舌尖，出于齿外，用针刺去瘀血，又点巴豆三生散，待对时自消。内服黄连解毒汤，凉药宜温服之，切忌冷服。恐上热未消，中寒复生，中州一寒，不能升降阴阳，使痰随气腾，反足杀身。

【点评】本病发生于舌部，以舌部木硬肿赤为特点。多为心脾积热所致。与西医学中舌炎或舌体感染相类似。黄连解毒汤为泻火解毒方，具有苦寒泻热作用，若久服、过量服用可伤脾胃，此处提出冷服也会伤中焦脾胃，有一定道理。

重舌风

其风舌有两层，赤肿不能言语，用针刺舌下两旁赤筋，去血，将神药末点舌筋头上。若不消，日日针之，又不愈，复用神药末点之。不然，恐满舌下而穿，即成久病，乃为废人，内宜服消风散。泻心脾药须多用。

又方：治重舌风，腮肿不能言语，痰盛热极，急用蕉心水二大碗，和童便二大碗，徐徐咽下，立即见效。

【点评】本病又名重舌、莲花舌，多因心脾积热所致，与西医学中舌下腺、舌下间隙感染、舌下腺囊肿或口底部癌性肿块等相类似。

莲花舌

其风初发，寒热，舌下如莲花一层，治法同前重舌方。

【点评】此处莲花舌与重舌应为同一病症，所以治法也与重舌同。

牙蜞风

其风牙根赤肿，如蜞相似，牙关紧急。红肿处，当牙缝中针去瘀血，用神药末吹之即愈。炳章按：宜兼用内服药如银翘、薄荷、桑叶、僵蚕、元参、川贝等味。

【点评】本病症类似于现代中医学之牙痛。早在隋代就有相关记载。本病临床表现及治疗可参照西医学中牙周脓肿、根尖周炎、根尖脓肿及并发颌骨骨髓炎。

双缠风

其风初起，耳下一边肿大，或两边肿，连颈下俱肿痛，身作寒热。此因风热上攻，外用胆酥丸，磨热酒敷之，每日三次，忌风，不然尤肿。或用山慈姑磨酸醋敷之亦可。内服防风通圣散一二剂后，服连翘消毒饮，每日吊痰药四次，使其速消为上。不然迟延日久，则成漏腮。轻者侧穿，重者中穿，即见喉管，多致不救。炳章按：此症防风、葛根、桔梗终宜慎用。

【点评】本病症较早见于清·郑梅涧《重楼玉钥》。属缠喉风、急喉风范畴。其特点是项强颈肿如被蛇缠绕之状。可发生于一侧颈部或双侧。严重者局部可溃烂与咽喉交通，引起吞咽、呼吸困难等。与前面所列之外锁风属同一疾病，两者区别仅在于单侧发病或双侧发病。

驴嘴风

其风口唇赤肿，如火烧相似，潮热烦闷，先用消风活血凉肌汤洗之，待有黄顶处，用针针之，必结于唇上，如颈后及面赤，内服连翘消毒饮、大防风散之属。又，将乌狗血敷之神效。炳章按：虽有风、痰、热、毒，亦重温升发散，亦不宜过用。

【点评】该病发生于口唇，好发于下唇，因其唇部肿胀，状如驴嘴而得名。类似西医学中的唇炎。若为阴虚血燥，可用消风活血凉肌汤洗之，或乌狗血敷之。若属风、痰、热、毒，可内服连翘消毒饮、大防风散等。

稔食风

其风口中咽内，忽有血泡，碍人不得咽气，如欲呕之状。刺穿去血少宽。结后喉中作痛，可用真喉末调老醋和童便清水含之，口内痰涎宜吐出，不可误吞，其含出之毒血有误吞者，必心中疼痛不止或变成血蛇，游行脏腑，内贯入心。须用连翘饮、防风消毒散治之。如不退，再用蜜糖和醋，炖热吞之即下。又不退，用妇人头发一团，煅枯放地下，退火气，黄酒冲服即愈。倘口中血泡无甚胀碍，不欲吐者，不可刺破，但戒口而已。炳章按：此症宜凉散，忌辛温升发。

【点评】稔食风，与清·郑梅涧《重楼玉钥》中之夺食风相似。其特点是咽喉或上腭、舌部忽然生血泡，妨碍饮食和呼吸。可能与口腔(上腭、舌)、咽部及会厌水肿、血肿等相似。

飞鹅风

飞鹅风，一名飞杨风，一名飞丝风。其症痛如被骨哽样，后心中作痛，口干不能吞咽，多因饮食过度积毒而成。可服连翘饮加萝卜汁及金薄丸、防风消毒饮治之，吹真喉末即愈。

【点评】此病症与稔食风相同，仅部位不同。飞鹅风的血泡或血肿多发生在上腭，又称为"飞扬喉"。

悬疳风

悬疳风，亦名喉疳。其症牙框边生细疮，传染满口。若吞其疮汁入喉，其疮染入喉间，难治必死。可速用砒枣散。信石五分，入枣肉内，煅存性，为末。搽擦患处数次，吐出毒涎立愈。内服连翘饮、防风消毒散治之。炳章按：药剂宜入清火、化痰，如川柏、元参、川贝、煅人中白等味。

【点评】本病症可见于西医学中的口腔或咽喉结核、梅毒，具有传染性。

枫叶风

枫叶风，一名松叶风，其症喉内肿痛，如一叶塞住，下药不得，声音不出，寒热交攻，坐卧不安，行步流涎不止，症极难治。每日吹药三次，一连三日，内服前上卷内通利散导热下行，使咽喉如叶塞者宽开后，急用连翘饮数剂即愈。炳章按：温升总宜避去。

【点评】此病症特点为喉内肿痛，如一叶塞住，饮水困难，声音不出，坐卧不安，寒热交攻，与西医学中急性会厌炎或会厌脓肿类似。有引起气道阻塞之虞，治疗宜中西医结合，必要时须行气管切开。

漏腮风

其风初起，皆由牙蜞、牙痈、肿风失于调理，以致溃而成脓。毒无所出，势不容已，逼脓血外穿变成此症。又或服凉药过多，冰血大过，毒血不能发散，恐损牙齿，烂见牙骨者有之，亦难治也。可用活血消风汤洗去臭恶，内服消毒散，吹真喉末即愈。

【点评】漏腮风为牙蜞、牙痈、肿风等的并发症。特点是牙齿、颌骨、腮部溃烂。可见于西医学中牙槽脓肿，颌骨骨髓炎，口腔、颌骨、腮腺等部位的结核、肿瘤溃破时。

大喉风

少商穴一针，男左女右，有血者生，无血者死。若针不愈，令病患眠着，捉住他头发，颈上一踏。再不效，用水药方。用胆星五分、枯矾五分、蒲黄五分。若红用明雄黄，白加硼砂，黑加血竭。炳章按：红用雄黄太燥，不妥。黑多不治。

【点评】此处没有对大喉风的症状特征进行描述，该病可能属喉风的一种。

帝中风

用大梅片拌醋，以筋点之。或用胆矾拌水点之。若痰涎多，用醋拌水含之，涎出自愈。

【点评】帝中风在清·郑梅涧《重楼玉钥》中有记载。生于帝中，即今之悬雍垂，初起红肿作痛，不能饮食，日久渐长大、黑烂。

烂喉风

有赤白二症，脉忌沉伏。赤喉风用轻粉，不用雄黄；白喉风用雄黄，不用轻粉。方列如后。

雄黄二分　轻粉五厘　青黛一钱　乳香七分　没药七分　寒水石一钱
黄连一钱　硼砂二钱　血竭五分　大梅片三分　薄荷叶一钱　珍珠三分　麝
香三分

【点评】此处无该病症详细记载。从其有赤白二症之说，结合下文光按分析，可能与清·郑梅涧《重楼玉钥》中咽疮风属同一疾病，以咽喉部溃疡为特点。可见于西医学咽喉结核、梅毒、狼疮、奋森咽峡炎、粒性白细胞缺乏性咽峡炎等疾病之中。

大水风

大水风，又名崩砂风，牙缝疼痛，臭烂出血，用后药点之。
巴豆一两　白矾四钱　胆矾三钱　蓖麻子肉一两
四味制法，用瓷器钵一个，先下白矾于钵内，置炉火上溶化成泡。次下胆矾，待溶解，再下巴豆仁、蓖麻肉。待油出，有烟起，用纸三五张，水湿盖之，五七次。待四围纸干，覆于地上，露天三五夜，除去火毒，收贮听用。治法用盐梅肉为丸，如梧子大。用棉丝裹竹，夹丸蘸醋及药末少许，点患处。口涎流出即愈。制药忌铜铁器。
炳章按：此药力霸，点多起炎肿发疱。虚火证切不可用，实火证亦须慎用，或药用少。否则反有害。

【点评】以牙缝疼痛、臭烂出血为特点的病症，可见于西医学之龋齿、牙髓炎、根尖脓肿、牙周炎、牙龈恶性肿瘤等疾病。

前列诸症，或明其部位形状，或载其针治方法。外此尚有未曾详解者，举一以例其余也。学人临证审察之。

光按： 龙嘴风，即鱼口风之变症，生在上唇，驴嘴风生在下唇。牙蛾风，即搜牙风，在牙床上高处。牙痈风，生在牙床下低处。大水风，由阳明胃经瘀、湿、风、火致成齿蛾、齿龋等症，甚则变成骨槽风、烂喉风，即咽疮风，有红白二症。锁喉风即义喉风。漏腮风即穿颌风。裹牙风即角架风。单口风即单燕口。枫叶风即鱼鳞风。稔食风即夺食风。外锁风即掩颈风。雷头风即瘰疬风。耳痈风即肥株子风。暗中风即落架风。或证同名异，或名异音同，参考《重楼玉钥》，玩索而有得焉。

【点评】 1. 以上是关于二十二种喉症的命名、证候及治疗用药的介绍。二十二喉症中，半数发生在咽喉，其余发生在口腔及咽喉附近。有些喉症在之前的喉科专著中已有记载，如《重楼玉钥》喉风三十六症中就有单鹅风、双鹅风、斗底风、鱼口风、驴嘴风、重舌风、帝中风等。还有部分喉症首见于该书，如飞鹅风、大喉风、大水风等。学习时可以互相参照。

2. 该书对喉症的治疗，采用多种方法，包括内服、外用（含药、吹药、点药、敷药）、针刺，既学习前人的方法、借用前人的方剂，如黄连解毒汤、防风通圣散等，又有自己的经验总结和创新，遵古而不泥古，值得学习和借鉴。

附：坏症须知

喉内生风莫待迟，胸中气急主倾危，更加心胁如刀刺，妻子亲朋定别离。大便小便如秘结，病人魂魄去如飞，此是医家真妙诀，预将生死报君知。病人眼直口开时，气出无收手散垂，若见此形宜速退，休贪名利自狐疑。误针鱼口翻唇恶，不日黄泉路上归，症遇此般凶险候，卢扁再世亦难医。

【点评】此处坏症，实为咽喉危重之证。危重之证的辨识，属医者应掌握的重点。作者在此总结列举了多条辨识要点，供医者学习。这在科技不发达、检查手段落后的当时，应该具有较大的指导作用。

防风消毒散

防风七分　枯芩一钱　薄荷五分　羌活五分　升麻五分　天花粉一钱
桔梗一钱　半夏五分　川芎五分　荆芥五分　甘草三分
水煎服。

【点评】该方中防风、薄荷、荆芥、羌活、川芎、升麻疏风解表；黄芩清肺泻热；天花粉清热生津，润肺化痰；法半夏燥湿化痰，降逆止呕；桔梗宣肺化痰，利咽排脓。全方具有疏风清热、化痰利咽之功，用于咽喉病初起，表证突出，咽喉痒痛，有痰者。

石膏汤

石膏一两　知母三钱　甘草一钱　元参五分　花粉三钱
水煎服。

【点评】该处石膏汤为《伤寒论》中白虎汤的加减应用，白虎汤善清气分热、生津液。而石膏汤在白虎汤的基础上去掉了粳米、甘草，加入了玄参、天花粉，较之原方，清热养阴、利咽止痛之力尤胜。

金锁匙

雄黄一钱五分　牛黄三分　白矾二分　朴硝一钱五分　僵蚕三分　硼砂三分　老竺黄一钱五分　珍珠五分　麝香三分　牙皂角二分　乳香二分　血竭一分

共为细末，吹喉立效。

【点评】1. 该方为吹喉散剂，与以下银锁匙、玉锁匙、铁锁匙堪称姊妹方剂。

2. 方中雄黄解毒杀虫，祛湿化痰；牛黄解毒镇痛；白矾解毒杀虫，燥湿止痒；朴硝清热泻火，泻下通便，润燥软坚；僵蚕祛风止痛，化痰散结；硼砂清热消痰，解毒防腐；老竺黄清热豁痰，凉心定惊；珍珠清热坠痰，解毒生肌，息风安神；麝香活血散瘀，通络开窍，辟秽；牙皂祛风催吐，祛痰，通关利窍消肿；乳香、血竭活血行气，消肿止痛。该散剂名品众多，功能齐全，主治突出，可谓咽喉吹药圣品。

3. 与金锁匙同名者较多，但与本方药物组成不同，使用时需要注意。

银锁匙

老竺黄五分　白矾三分　硼砂一钱　麝香五厘　牙皂角一分　冰片五厘

共为细末，吹喉一二次立效。

【点评】1. 银锁匙为上方金锁匙的加减。方中清热泻火、解毒消肿、祛瘀止痛药物大减，仅保留原方药五味，外加冰片一味。冰片辛、苦、微寒，具有开窍醒神、清热消肿的功效。与金锁匙相比较，该方重在祛痰燥湿、通关开窍。

2. 此方与《重楼玉钥》中银锁匙同名，但组成各异。

玉锁匙

珍珠二分　朴硝三分　儿茶二分　冰片五厘　僵蚕三分　牙皂角三分

共为细末，吹喉三四次，立效。

【点评】玉锁匙亦为金锁匙的化裁。儿茶苦、涩、微寒，具有祛湿敛疮的作用。

铁锁匙

牙皂角一条，入精巴豆仁二三粒，黄泥封固，煅存性，入麝香少许为末，薄荷汤送下。治嗕喉风有效。

【点评】铁锁匙仍为金锁匙的化裁。加入巴豆泻下祛积，逐水消肿。该方通过吐、泻达到通关开窍的目的，主要用于治疗咽喉、口齿疾病中出现牙关紧闭或神智不清者。

冰硼散

治咽喉口齿，新旧肿痛，痰火声哑等症。

冰片五分　硼砂五分　朱砂五分　玄明粉五分　甘草粉五分

共研细末，吹搽患处，甚者五六次效。

【点评】该方出自明代陈实功《外科正宗》。具有清热解毒、消肿止痛作用，擅治咽喉、口腔热毒肿痛证，至今仍在临床广为运用。

巴豆三生四熟散　治木舌神效。

郁金三钱，醋制　草乌三钱，姜制　巴豆七粒，烧过三生四熟　明雄黄一钱

四味共为末，点舌筋头，不可多用，切勿吞下。

【点评】该方具有泻下、活血、止痛、解毒的功效。可用于以咽喉、口舌、牙齿等肿痛，大便干结为特点之咽喉、口腔热毒实证。

开关散

巴豆捣碎，用粗纸捶去油，塞鼻孔内，男左女右，即效。炳章按：须用薄绵裹，塞鼻，否则起疱发炎肿。

又方蒜头、薄荷、蹋躅、鹅不食草共为末，擦牙关上即开。

【点评】1. 开关法是古代治疗咽喉、口齿疾病的常用方法之一，大多用于咽喉、口齿疾病出现呼吸、吞咽困难，牙关紧闭或神志昏迷等紧急情况时。

2. 开关散的配方也各有不同，例如明·龚居中《外科活人定本》卷三治喉风："川芎五钱，白芷一两，北辛三钱，薄荷叶五钱，共为细末，每二钱，食后用葱汤、热茶或水调下"；治喉风肿毒及双蛾、单蛾、木舌等症出现牙关紧闭："牙皂、北细辛、熊胆各等匀细末吹入鼻中"。元·罗天益《卫生宝鉴·咽喉口齿门》治缠喉风："白僵蚕直者，炒，去丝嘴，枯白矾各等分，上二味，为末，每服三钱，生姜蜜水调匀，细细服之，不拘时候。"清·沈青芝《喉科集腋·白喉风》："番木鳖一个，米醋碗底磨浓汁，将笔蘸汁，涂于两边牙龈至尽后之处，渐开涂天花板上并舌根下，即开药汁，切勿沾喉，涎出以微温水漱尽，看症凡遇牙关紧，以此法治之。"临证可以相互借鉴。

黄连解毒汤

黄连　黄柏　黄芩　栀子
各等分，水煎服。

【点评】黄连解毒汤为著名的泻火解毒方，大苦大寒，清三焦热，用于一切实热火毒、三焦热盛之证，在咽喉疾病的治疗中也广为运用。

蟾酥丸

蟾酥二钱　轻粉五分　枯矾一钱　寒水石一钱　铜青一钱　乳香一钱
没药一钱　胆矾一钱　麝香一钱　明雄黄二钱　朱砂二钱　血竭一钱　蜗牛
二十只

各药研为细末，于五月五日午时，在净室，先将蜗牛研烂，和蟾
酥再研，稠粘方入各药末。共捣极匀为丸。如绿豆大，每服三丸，用
葱白五寸，患者自嚼烂吐于手心，男左女右，包药丸于葱内。用无灰
酒一钟送下，被盖取汗。如人行五六里之久，立效。甚者，再一服。
修合时，忌见妇人、鸡、犬等物。

【点评】1. 此方出自明代陈实功《外科正宗》。具有解毒消肿、
活血止痛之功效。原方用于治疗各种恶疮、痈疽发背等，本书中
用于治疗喉风。

2. 该方中蟾酥有毒，不宜久用或过量使用。

防风通圣散

方见卷上。

【点评】防风通圣散最早见于金元四大家之一刘完素的《宣明
论方》，特点是上下分消，表里兼治，发汗不伤表，泻下不伤里。
用于治疗风热郁结、气血蕴滞证。本书所载之防风通圣散，去掉
了麻黄、栀子、当归、川芎、滑石，较原方发表、清里、活血之
力减弱而稍趋平和。既继承了刘完素的制方理念，又结合自身经
验有所改进。

消风活血解毒汤

方见卷上。

【点评】消风活血解毒汤以干葛、防风、荆芥、升麻、连翘疏散风热，祛在表之风；归尾、赤芍、鲜生地养阴活血，息内生之风；山豆根、黄芩、栀子、苦参根、银花、桔梗泻火解毒，清利咽喉。组方完整，名副其实。

连翘消毒饮

连翘一钱　桔梗一钱　枯芩二钱　防风八分　干葛二钱　甘草三分　白芷五分　枳壳五分　半夏五分　升麻三分
水煎服。

【点评】此方用连翘辛凉解表；防风解表除湿；白芷祛风解表，活血排脓；升麻、葛根解表透邪，退热生津；半夏燥湿化痰；黄芩清热解毒。全方以解表透邪为主，清热化痰为辅，共奏其功。

大防风散

防风　藁本　赤芍　薄荷　连翘　僵蚕　全蝎　枯芩　甘草　蝉蜕　羌活
各等分，加生姜一片，水煎服。

【点评】大防风散可看作清·张宋良《喉科指掌》中六味汤的

加减。为六味汤去荆芥、桔梗，加藁本、赤芍、连翘、全蝎、枯芩、蝉蜕、羌活、生姜而成。其祛风之力更强，且兼清热活血之功，有表里双解之意。

金薄丸

防风_{五钱} 天麻_{五钱} 薄荷_{五钱} 甘草_{五钱} 荆芥_{五钱} 南星_{五钱} 白附子_{五钱} 硼砂_{五钱} 茯苓_{五钱} 全蝎_{五钱} 稻禾_{五钱} 冰片_{五厘} 麝香_{五厘}

共为细末，用枥打糊为丸，如梧子大。每服三丸，嚼碎茶送下。

【点评】此方具有祛风除痰、活血安神之功效。

千金丸

西硼砂_{煅四分，生二分} 寒水石_{一钱五分} 冰片_{一分} 明雄黄_{四钱} 牛黄_{五分} 麝香_{五分} 地蝉_{七只炒焦黄色，存性}

共研细末，米糊为丸，收贮封固听用。每用一分，重则用二分，吹喉立效。

【点评】此方功能解毒、活血、祛风、敛疮。

三黄丸

大黄 黄连 黄芩 山豆根

各等分，加入冰片少许，共为细末，和熟青鱼胆为丸，如绿豆大，每服三五丸。

【点评】方中"三黄"解毒泻火，加山豆根，除清热解毒外，尚有消肿利咽喉的作用。本方苦寒清热泻下，有毒，因此小儿、年老、体弱、脾虚、便溏者慎用，孕妇忌用。

外锁风方

狗点米根并叶 即佛耳草 和盐糟柏捣烂，煨热，敷患处，连贴三服，实时消散。

【点评】佛耳草清肺祛痰，祛风除湿，解毒；盐糟柏清热解毒，该方用于痈肿疔疮、咽喉溃疡等。

锁喉风方

防风一钱　桔梗一钱　连翘一钱　苦参一钱　牛蒡一钱　黄连五分　元参一钱　柴胡五分　荆芥七分　山栀一钱　黄芩一钱　归尾五分　升麻五分　酒军七分

水煎服。

【点评】该方具有疏风泻热、活血除湿、清利咽喉之作用，属表里同治方剂。

清热如圣散

治口舌烂，或舌下肿大有核，破出黄痰，既愈而复发者。

花粉六分　山栀六分　薄荷五分　荆芥五分　黄连八分　甘草五分　连

翘一钱　牛蒡八分　桔梗一钱　柴胡五分　黄芩八分　灯心十节

水一碗半，煎七分服，服后忌鱼腥浓味。

【点评】该方清热泻火、疏风利咽喉，亦为表里同治方，与锁喉方相比较，特点是无辛温、活血、升散之品，如防风、荆芥、当归、升麻等，而加花粉清热生津，说明其适应证为邪热炽盛，有伤津之势者。

天花散

花粉一钱　薄荷一钱　干葛一钱　防风一钱　僵蚕一钱　朱砂一钱　老竺黄一钱　黄连一钱　甘草一钱　郁金一钱　硼砂一钱　冰片一分　麝香五厘

共为细末，薄荷灯心汤调服，含之亦妙。

【点评】该方功效是清热生津，化痰祛瘀，疏风敛疮，醒脑安神。

喉风齿痛方　有风痰可用，屡试屡验，不可吞，取涎吐出。

银朱一钱　冰片一分　生硼砂六分　苦参二钱　僵蚕五分
共为细末，吹入患处，并服吊药，痰涎出即愈。

【点评】此方为冰硼散去玄明粉、甘草，加苦参、僵蚕祛风除湿、清热化痰，用于治疗咽喉、口齿疾病有风痰者。

七宝吹喉散

僵蚕十条　牙皂角一条　全蝎十只　明雄黄一钱　硼砂一钱　胆矾二分
煅明矾一钱

共研细末，吹喉。

【点评】该方颇似清·吴谦等《医宗金鉴》卷四十三之吹喉七宝散，后者组成中有火硝而无僵蚕，两者仅一味药之别，均有祛风杀虫、燥湿祛痰、解毒消肿、活血止痛之功效。

绿袍散方

青黛　川黄柏　煅人中白　寒水石　明白矾
各等分煎服。

【点评】该散功效为清热解毒、消肿化腐，可用于治疗咽喉、口齿唇舌红肿溃烂。

赴宴散方　治舌痛，口烂，鼻烂等症。

黄连一钱　川黄柏一钱　生硼砂一钱　寒水石一钱，生用　北细辛五分
青黛五分　胆矾五分，生用　人中白五分，煅　生栀子五分　五倍子五分，炒

共为末，收贮听用。遇口热，吹入含化，吞下无妨。如十分热，含有涎出，再含。

【点评】该方清热泻火，除湿收敛。

1. 以上所附方剂 26 首，既有传承前人的，如冰硼散、黄连解毒汤、开关散等，也有《喉科秘诀》中首次出现的，如防风消毒散、大防风散、消风活血解毒汤等，可能为作者所创。从组方运用中可见其基础理论坚实，对前人方剂信手拈来，而加减化裁又灵活自如。

2. 作者对所列喉症，大多采用内外结合的方法进行治疗，内治以疏风解毒、清热泻火为主，外治大多以散剂吹喉。

3. 防风消毒散、防风通圣散、大防风散以疏风解毒见长，三方各有特点：防风消毒散疏风清热、化痰利咽，用于咽喉病初起，表证突出，咽喉痒痛，有痰者；防风通圣散的特点是上下分消，表里兼治，发汗不伤表，泻下不伤里，用于治疗风热郁结、气血蕴滞证；大防风散祛风清热、凉血活血，亦有表里双解之意。

4. 石膏汤、黄连解毒汤、三黄丸以清火泻热见长，其中石膏汤既能清泻肺胃热邪，又能养阴，黄连解毒汤擅长清三焦实热，三黄丸除清热解毒外，尚有消肿利咽喉的作用。

5. 外用方剂中，有沿用前人的经验方，如蟾酥丸等；有作者首创之方，如外锁风方、锁喉风方、天花散等；有些方名虽与前人相同，但组方大多经加减化裁，或与前人迥异，如金锁匙、银锁匙等。学习时须加注意。

方名索引

十二画以上